MÉMENTO

de

MASSAGE

A MONSIEUR

LE MÉDECIN PRINCIPAL DE 1re CLASSE LEQUES
Directeur du Service de Santé de la 4e région

Très respectueux hommage.

Ce mémento est le résumé des leçons que nous avons faites aux infirmiers militaires de notre service. Pour être compris de tout le monde, nous nous sommes efforcé d'éviter les termes techniques et d'offrir au lecteur un abrégé précis, clair et pratique.

Nous nous faisons un plaisir d'adresser nos remercîments à trois de nos moniteurs, MM. A. Cretin, Raymond-Hamet et S. Seelemann, qui ont bien voulu apporter à la rédaction de ce travail leur zélé et précieux concours. Nous remercions également M. Malicot des clichés qui illustrent ce travail.

H. S.

MÉMENTO

de

MASSAGE

Application du massage au traitement des blessures de guerre

PAR

le Dr H. SOMEN

Chef du service de mécanothérapie du Mans
(4e Région)

2e ÉDITION

AVEC 43 PLANCHES

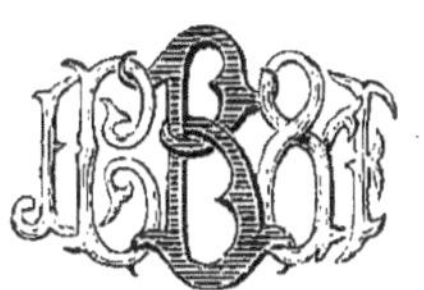

PARIS
LIBRAIRIE J.-B. BAILLIÈRE ET FILS
19, rue Hautefeuille, près du boulevard Saint-Germain.

—

1916

frictions, matin et soir, sur toutes les parties du corps, afin, disaient-ils, « de mettre le sang en mouvement et d'éviter les rhumes ». Un médecin chinois du XVIIe siècle, dans un ouvrage intitulé *Thang-Seng*, recommande vivement le massage qu'il considère comme une excellente pratique hygiénique.

Les Grecs faisaient du massage des applications très fréquentes. Dans les réunions sportives, le massage était d'une pratique constante. Les gymnastes et les palestres possédaient des masseurs, nommés *aliptes*, qui massaient les athlètes avant et après les exercices ; ils les frottaient avec des ingrédients sur toutes les parties du corps.

Le massage était d'ailleurs répandu dans toutes les classes de la société grecque ; différents auteurs en font mention. Hippocrate était très partisan du massage ; il le recommandait dans le traitement des raideurs articulaires et dans les insomnies. Aristote cherche à expliquer l'action physiologique du massage. Celse critique la brutalité des aliptes dans la pratique du massage, leur ignorance et leur manque de méthode. Hérodote parle de l'effet curatif du massage.

Les masseurs grecs faisaient souvent usage d'un instrument spécial appelé *strigule*, ou étrille, qui servait à gratter la peau pour la débarrasser de ses impuretés et à enlever l'excès de corps gras que les masseurs employaient pour faciliter les frictions.

On sait de quelle vogue le massage jouissait dans la haute société romaine et l'usage fréquent qu'on en faisait dans les bains romains.

Au moyen âge il est rarement question de massage. Toutefois, les croisés importèrent des pays orientaux l'usage des frictions en même temps que celui des étuves sèches dont l'emploi se répandit rapidement en Europe.

Au XVIe siècle, quelques auteurs, entre autres Gazzius de Padoue et Ambroise Paré, reprirent la question du massage. Nombre d'ouvrages, dont plusieurs thèses de médecine, furent publiés sur cette méthode au XVIIe et au XVIIIe siècle. Certains praticiens, notamment Trochin, se sont rendus célèbres par les cures nombreuses qu'ils ont accomplies par le massage et par la mobilisation.

Au XIXe siècle, les travaux sur le massage deviennent plus nombreux et plus scientifiques. L'action du massage au point de vue physiologique et histologique est étudiée par de nombreux auteurs, notamment par Monsengeil, Zabludowsky, Vulpian et Marey, Maggiora, Castex, etc. Lucas Championnière montre l'utilité du massage et de la mobilisation précoces dans les traumatismes osseux ; la guerre actuelle s'est chargée de lui donner raison.

Le massage, longtemps abandonné aux empiriques qui en usaient souvent sans conscience, est actuellement une méthode précise et scientifique qui tend de plus en plus à devenir l'objet d'un enseignement dans les écoles de médecine.

I. — MASSAGE.

1. MATÉRIEL DU MASSEUR.

Ce matériel est des plus simples. Une table quelconque, deux chaises, un coussin ou un oreiller, un lit ou une chaise-longue peuvent suffire à toutes les opérations du massage.

Mais si le masseur peut se contenter d'un outillage aussi élémentaire, c'est qu'il a à sa disposition un instrument merveilleux : la main. En effet, grâce à sa structure complexe, à ses nombreuses articulations qui lui permettent d'exécuter les mouvements les plus variés et lui donnent une souplesse extrême, grâce aussi aux formes diverses des parties qui la composent, la main constitue un outillage très complet. Il appartient au masseur de mettre à profit ces admirables qualités de la main, en en exerçant les différentes parties, de manière à pouvoir les utiliser dans les cas très variés où il est appelé à exercer son art. Le masseur doit prendre soin de cet instrument précieux. Avant chaque massage, il se lavera les mains ; il emploiera, de préférence, de l'eau chaude qui a pour effets de réchauffer et d'assouplir l'épiderme. Les ongles ne doivent être ni trop courts, ni trop longs ; ils seront coupés au niveau de l'extrémité des doigts.

2. INGRÉDIENTS.

Parmi les nombreux ingrédients utilisés par les masseurs de profession, nous ne retiendrons que la *vaseline* et le *talc*. Chacun de ces produits présente des avantages et des inconvénients. La vaseline, plus onctueuse, permet un glissement parfait, mais elle graisse le linge du malade et se laisse difficilement détacher de la peau. Avec le talc, le glissement n'est pas aussi doux, mais son emploi est plus commode. On réservera donc l'usage de la vaseline au massage local, profond et prolongé. On se servira de talc dans tous les autres cas ; mais il est inutile d'en saupoudrer abondamment la région à traiter, comme le font certains masseurs. Avec une petite quantité, on obtiendra un glissement suffisant et on évitera l'inconvénient d'en répandre sur les vêtements et dans l'atmosphère.

3. CLASSIFICATION DES MANŒUVRES DU MASSAGE.

La classification des manœuvres du massage est tout à fait arbitraire. Certains auteurs les multiplient à l'infini ; d'autres n'en envisagent qu'un très petit nombre. Nous décrirons six manœuvres principales, qui suffisent amplement à toutes les exigences du massage médical. Ces manœuvres sont :

1° La pression ;
2° La friction ;
3° L'effleurage ;
4° Le pétrissage ;
5° La percussion ;
6° La vibration.

4. SENS DES MANŒUVRES.

Avant d'aborder la description de ces manœuvres, nous devons faire observer que le sens dans lequel elles doivent être exécutées varie selon les organes et selon les régions.

Les muscles sont massés dans le sens de leurs fibres ou de leurs faisceaux. On doit également suivre la direction des tendons, des ligaments, des vaisseaux et des nerfs ; mais, sauf pour ces derniers, le mouvement général du massage doit être centripète, c'est-à-dire dirigé dans le sens de la circulation veineuse : des extrémités vers le cœur. Le massage des organes abdominaux s'effectue par des mouvements circulaires.

L'application de ces règles exige la connaissance des organes à traiter. Aussi est-il indispensable que tout masseur acquière des notions d'anatomie. Il doit connaître la structure de la charpente osseuse : la forme des os composant le squelette (fig. 1), le rapport des différents os entre eux. Il faut également qu'il étudie la situation et la direction des principaux groupes musculaires (fig. 2 et 3), ainsi que des vaisseaux (fig. 4) et des nerfs importants (fig. 5 et 6). Les planches anatomiques que nous donnons ci-contre résument les éléments d'anatomie que tout masseur doit posséder.

5. DESCRIPTION DES MANŒUVRES.

Nous allons maintenant décrire successivement chacune des manœuvres que nous avons énumérées plus haut. Les débutants doivent exécuter ces manœuvres d'une façon lente et régulière afin de se rendre plus facilement compte des différents temps qu'elles comportent.

a. *La pression.* — La pression (fig. 7 et 8) consiste à comprimer la région à masser avec la face palmaire de la main ou des doigts.

Sur une région donnée, la main peut se déplacer un grand nombre de fois, mais chacune de ces pressions, qui constitue par elle-même la manœuvre complète, s'accomplit sur place : la main du masseur, ainsi que les parties qu'elle comprime, ne subissent pas de déplacement.

Ainsi que la plupart des autres manœuvres, la

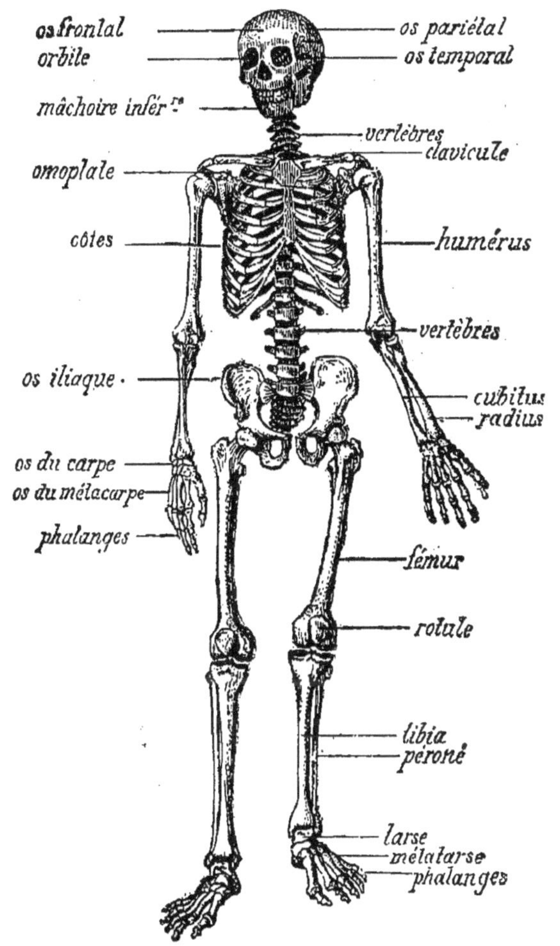

Le squelette (fig. 1).

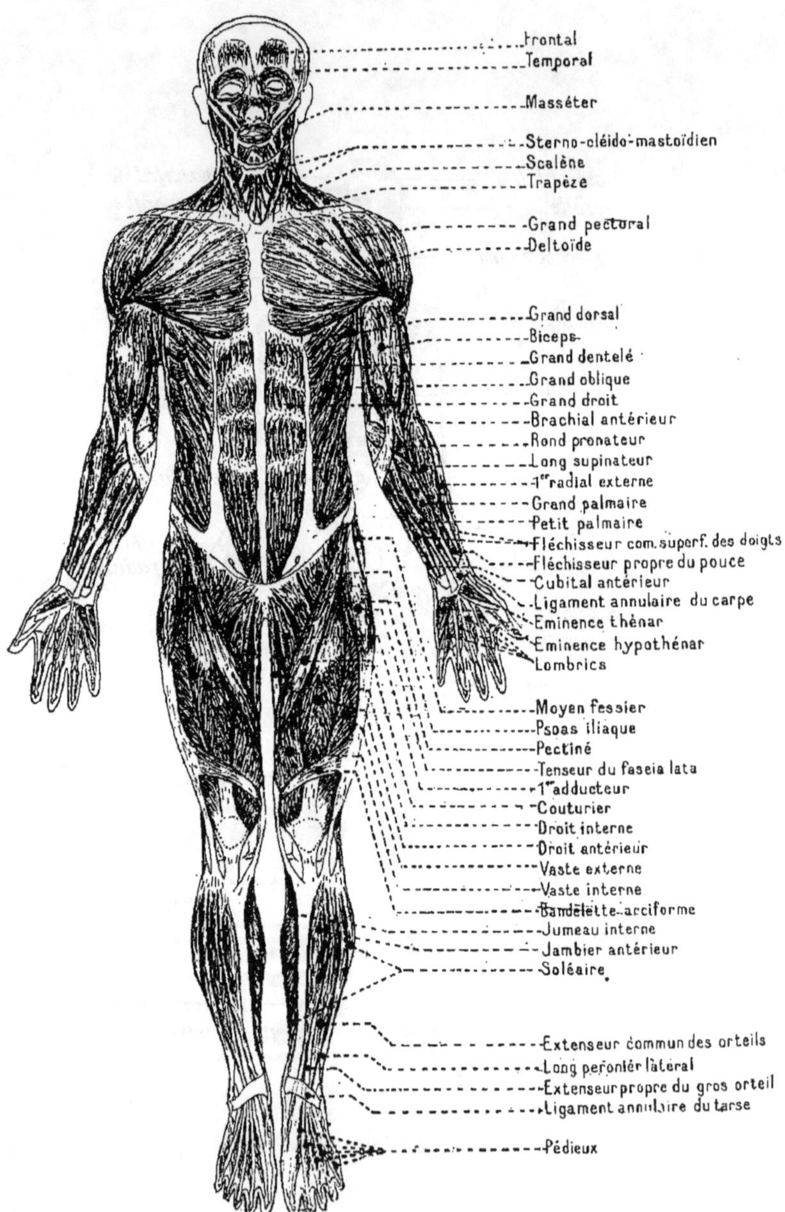

Les muscles, face antérieure (fig. 2).

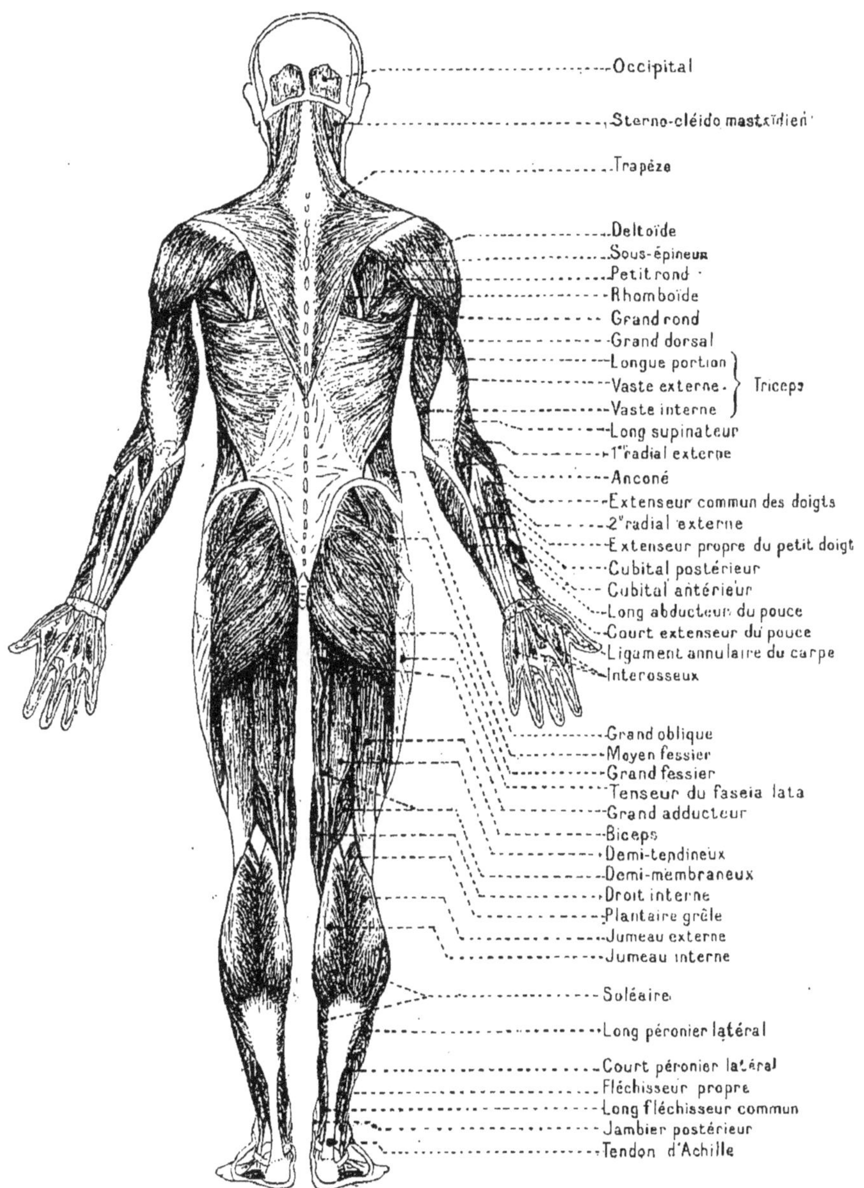

Les muscles, face postérieure (fig. 3).

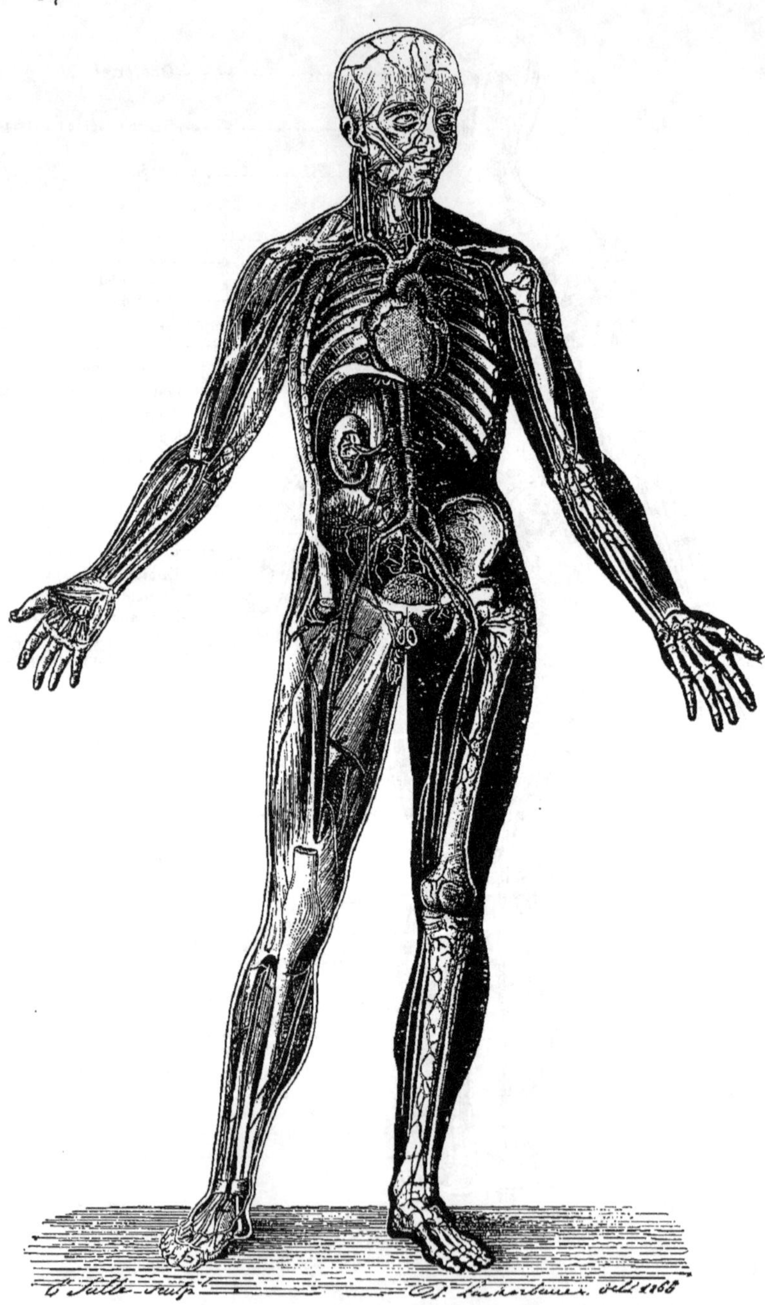

Les artères et les veines (fig. 4).

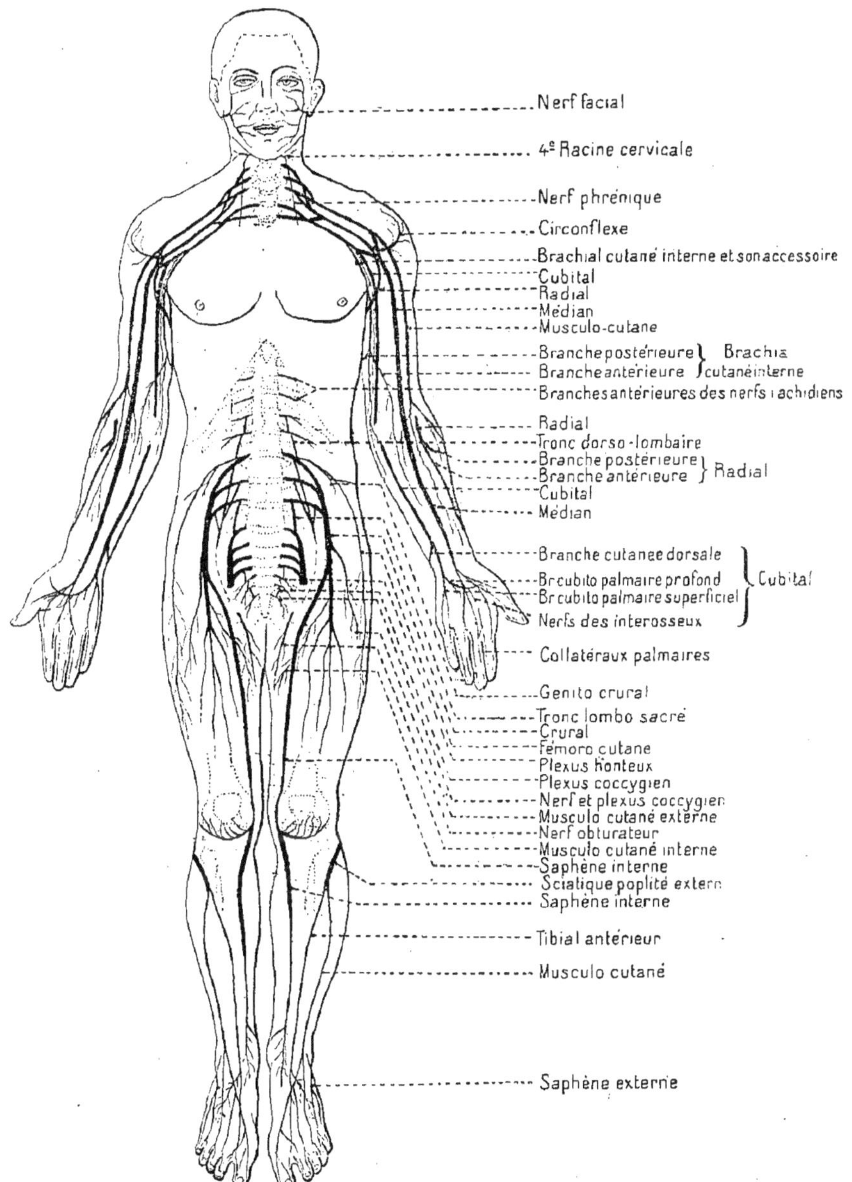

Les nerfs, face antérieure (fig. 5).

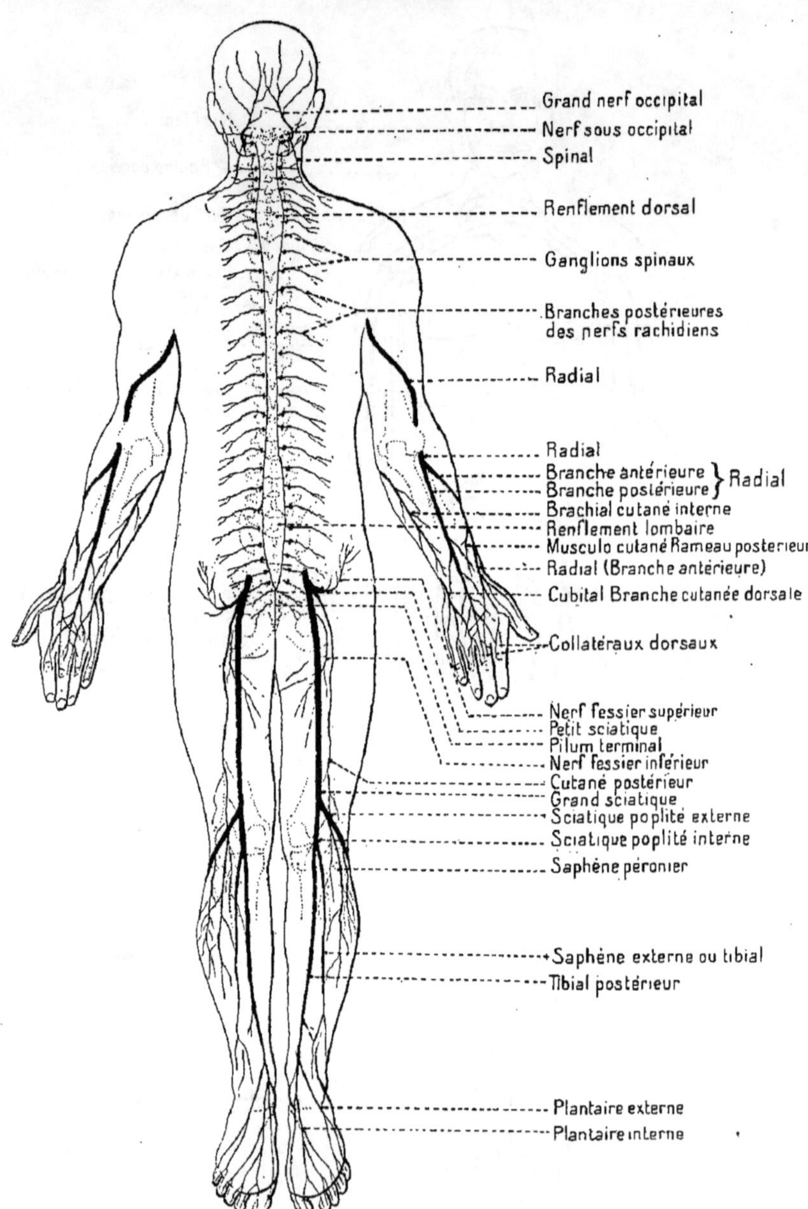

Les nerfs, face postérieure (fig. 6).

Massage d'un doigt, la main du malade reposant sur une petite table (fig. 7).

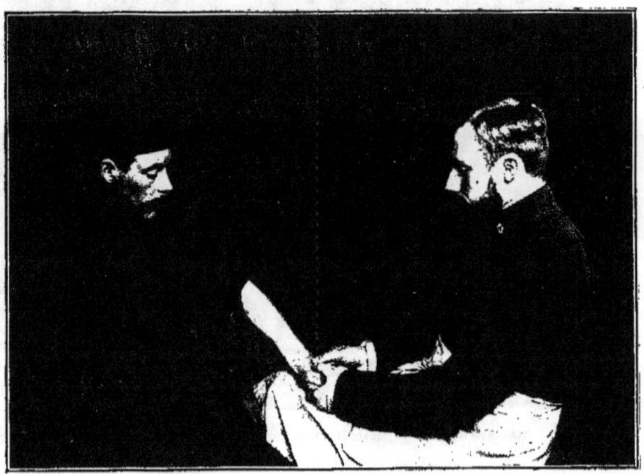

Pressions avec les pouces sur le poignet, la main du malade reposant sur le genou du masseur (fig. 8).

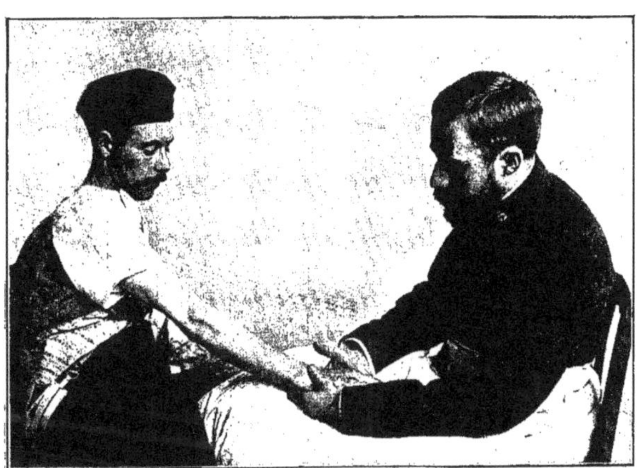

Effleurage de la main ou du poignet par mouvements alternatifs des deux pouces, la main du malade reposant sur le genou du masseur (fig. 9).

pression se décompose en trois temps différents : le contact, la manœuvre proprement dite et la cessation de celle-ci. Le contact doit être doux, sans secousse et sans heurt. La pression doit s'effectuer avec une force d'abord croissante, puis stationnaire, enfin décroissante. Le retrait de la main doit se faire lentement et sans brusquerie.

b. *La friction.* — Dans la friction, comme dans la pression, la main reste fixée sur son point d'application et ne se déplace pas à la surface de la peau ; mais, en même temps qu'elle comprime les tissus, elle exécute des mouvements en entraînant avec elle la peau qu'elle fait glisser sur les plans profonds. Ces mouvements, quelquefois alternatifs, sont le plus souvent circulaires ; leur amplitude est déterminée par le degré d'élasticité de la peau et des tissus cellulaires sous-cutanés.

c. *L'effleurage.* — L'effleurage (fig. 9 et 10) consiste à faire glisser la face palmaire de la main ou des doigts à la surface de la peau, en comprimant cette dernière avec plus ou moins d'intensité. Cette manœuvre, qui est la plus fréquemment utilisée par les masseurs, exige une grande souplesse de la main ; cette dernière doit se modeler d'une façon parfaite sur toutes les irrégularités qu'elle rencontre sur son passage. Afin que le mouvement soit continu et uniforme, la main ne doit pas, autant que possible, perdre le contact avec la peau ; pour revenir à son point de départ, elle effleure légèrement cette dernière.

Lorsque l'effleurage est exercé par les deux mains, celles-ci, le plus souvent, interviennent alternativement : l'une reprend la manœuvre que l'autre est sur le point de terminer. Il en est de même quand l'effleurage est pratiqué avec les deux pouces.

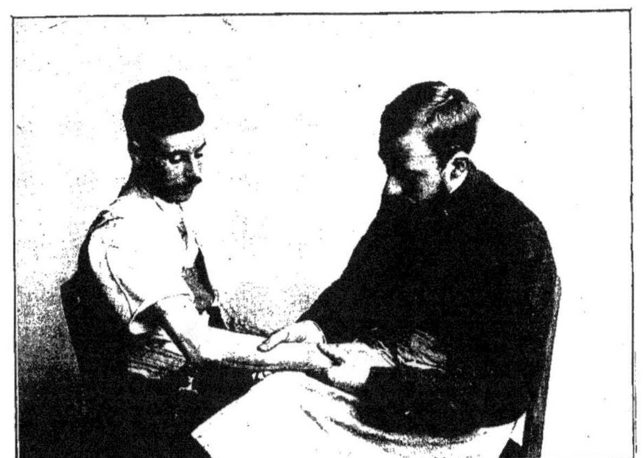

Massage de l'avant-bras (fig. 10).

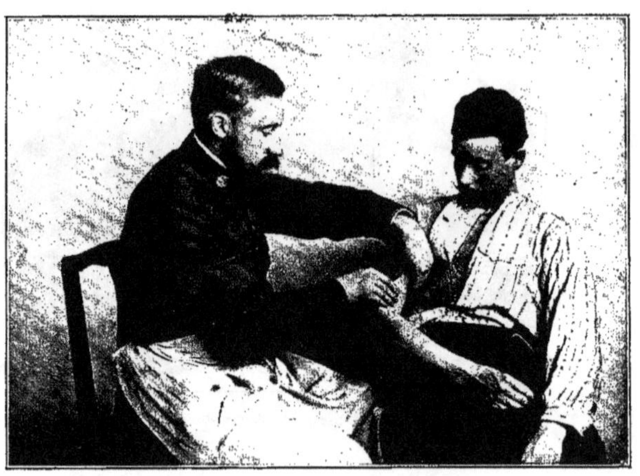

Pétrissage du bras (fig. 11).

Il est bien entendu que l'effleurage peut s'exécuter avec les différentes parties de la main : extrémité des doigts, paume de la main, éminence thénar, éminence hypothénar.

d. *Le pétrissage.* — Le pétrissage (fig. 11) est une manœuvre complexe qui consiste à produire un pincement combiné à une sorte de torsion des parties molles. Il comporte plusieurs temps : 1° préhension des tissus entre le pouce et les autres doigts des deux mains placées à faible distance l'une de l'autre ; 2° léger soulèvement de ces tissus : 3° mouvement des deux mains en sens contraire l'une de l'autre. On peut aussi ajouter un quatrième mouvement, qui consiste à exécuter une rotation des mains sur les doigts pris comme pivot.

Cette série de mouvements, qui constitue une manœuvre de pétrissage, doit se répéter successivement, d'une façon continue, sans temps d'interruption ; en un mot, l'opération doit affecter une allure d'ensemble.

On aura soin de saisir la plus grande masse possible de parties molles ; car, le plus souvent, ce sont les muscles qui sont visés dans le pétrissage. Ce n'est qu'exceptionnellement que la manœuvre s'applique à la peau.

e. *La percussion.* — La percussion (fig. 12) consiste en une série de chocs d'une intensité et d'une rapidité variables, exécutés quelquefois avec le poing mollement fermé, la pulpe des doigts ou leur face dorsale, mais le plus souvent avec le bord cubital du petit doigt ; dans ce dernier cas, — où la manœuvre prend le nom de hachures, — la main reste ouverte et les doigts très souples sont légèrement écartés les uns des autres. La chute de la main sur la peau rapproche brus-

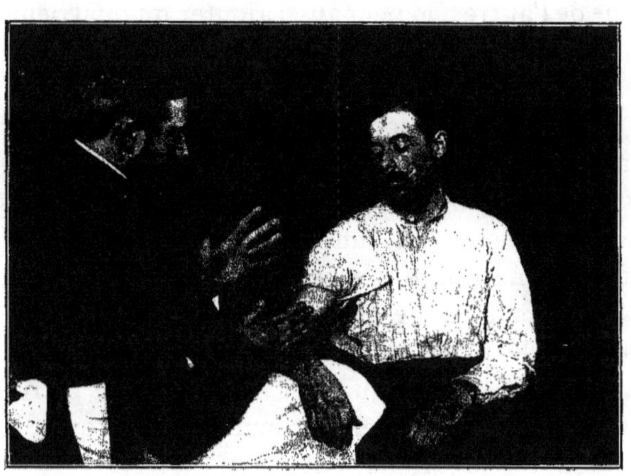

Percussion de l'avant-bras avec le bord cubital des doigts (fig. 12).

quement les doigts et les fait retomber les uns sur les autres ; de ce choc multiple résulte un bruit caractéristique. La percussion est ainsi plus moelleuse que si on l'effectuait avec les doigts rapprochés.

Cette manœuvre exige une grande souplesse du poignet et s'exécute, le bras restant immobile, par une série de mouvements successifs de pronation et de supination. Si on percute avec les deux mains, les mouvements doivent être alternatifs : une main s'abaisse quand l'autre se soulève.

f. *La vibration.* — La vibration est une manœuvre dans laquelle la main, posée en permanence sur la peau, exécute, en même temps qu'une pression, un mouvement oscillatoire de très faible amplitude. Les oscillations doivent être non pas transversales, mais perpendiculaires à la surface des téguments. Ces oscillations sont produites par une sorte de trépidation de tous les muscles de la main, de l'avant-bras, du bras et de l'épaule de l'opérateur. Bien qu'à peine perceptible à l'œil, elles sont très pénétrantes et se propagent souvent dans tout l'organisme du malade qui les ressent profondément (1).

6. EFFETS PHYSIOLOGIQUES DU MASSAGE.

A. — **Action générale.**

Le massage agit de deux façons différentes : 1° par action directe ou *mécanique*, sur les organes accessibles aux mains des masseurs ; 2° par action

(1) Aux manœuvres que nous venons de décrire, on peut ajouter les pincements fins et rapides de la peau, qui ont une action stimulante très marquée sur les terminaisons des nerfs sensitifs.

indirecte ou *réflexe*, par l'intermédiaire des nerfs cutanés.

Les réflexes nerveux engendrés par les différentes manipulations jouent incontestablement le rôle essentiel dans les résultats thérapeutiques obtenus par le massage. Toutefois, il est difficile de faire la part exacte des effets mécaniques et des effets réflexes qui se complètent et souvent se confondent. Aussi, allons-nous indiquer l'action physiologique du massage sans tenir compte de la façon spéciale dont elle s'exerce.

Le massage produit une action favorable sur toutes les fonctions organiques. Il provoque, dans la région massée, une vaso-dilatation intense et une déplétion des veines périphériques, qui facilitent le mouvement du sang dans les artères et soulagent le travail du cœur. En activant la circulation générale, il améliore la trophicité des tissus, notamment celle des fibres musculaires qui, irriguées avec plus d'abondance, augmentent de volume et de force ; il stimule les échanges organiques, l'assimilation et la désassimilation ; il chasse dans le torrent sanguin les liquides qui infiltrent anormalement les éléments anatomiques et contribue ainsi à la résorption des œdèmes et des épanchements articulaires.

Le massage stimule la fonction respiratoire en agissant, par réflexe, sur les centres automatiques de la respiration pulmonaire; il favorise les fonctions digestives, en excitant le péristaltisme stomacal et la sécrétion glandulaire.

L'action du massage sur le système nerveux varie avec le mode d'exécution des manœuvres que nous avons décrites. *Douces, lentes* et *rythmées*, elles produisent un *effet sédatif* ou calmant *brusques, rapides* et *irrégulières*, elles ont un *effet stimulant* ou excitant. Ajoutons cependant que, indépendamment de leur mode d'exécution, ces diverses manœuvres sont, les unes plutôt calmantes, les autres plutôt stimulantes. Dans notre classification, les manœuvres sont énumérées dans l'ordre d'excitation croissante.

Enfin, par son effet surtout mécanique, le massage entraîne la destruction des brides fibreuses qui enlacent les articulations et envahissent les muscles traumatisés ou condamnés à l'inactivité ; il provoque une élongation et, finalement, un relâchement complet des cicatrices adhérentes qui sont souvent causes d'une gêne fonctionnelle considérable.

Tels sont les effets du massage en général ; nous allons indiquer maintenant les effets particuliers des diverses manœuvres.

B. — Action spécifique de chaque manœuvre.

La *pression* est la manœuvre la plus douce et la plus calmante ; elle sera, par conséquent, utilisée chaque fois qu'il s'agira de lutter contre la douleur ou la contracture musculaire. En outre, par son effet mécanique, elle agit sur les infiltrations des tissus cellulaires sous-cutanés. Elle sera donc très utile pour chasser l'œdème.

Les *frictions*, par le tiraillementes qu'elles produisent sur la peau, agissent spécialement contre les adhérences, les cicatrices qui fixent les tissus cutanés aux plans profonds. Elles sont donc particulièrement indiquées pour assouplir les tissus cicatriciels, détruire les brides fibreuses anormales, combattre la raideur articulaire.

L'*effleurage*, par son effet mécanique, active la

circulation veineuse et chasse l'œdème infiltrant les parties molles ; de plus, par son action excitante sur les terminaisons nerveuses, il provoque des réflexes qui influent favorablement sur la nutrition des tissus.

Le *pétrissage* combine les effets de la pression avec ceux de la friction, mais son action est plus énergique que celle de chacune de ces deux manœuvres. On l'emploie pour assouplir les tissus et stimuler les régions massées.

La *percussion*, manœuvre essentiellement stimulante, agit sur les terminaisons nerveuses sensitives et réveille la vitalité des tissus.

La *vibration* a des effets qui ne sont pas nettement définis et qui, d'ailleurs, varient suivant les individus. Toutefois, appliquée à une surface limitée et accompagnée d'une forte pression, la vibration produit généralement un effet sédatif ; exécutée superficiellement sur une grande étendue de tégument, elle exerce une action excitante. En outre, grâce à son caractère pénétrant, la vibration provoque des réflexes d'où résulte une stimulation de l'organisme tout entier.

7. MASSAGE SELON LA RÉGION.

Les manœuvres que nous venons de décrire s'appliquent à toutes les régions du corps ; mais il convient d'indiquer maintenant quelles sont, pour le massage de chacune d'elles : l'*attitude* que doivent prendre le masseur et le malade, le moyen d'obtenir l'*immobilisation de la partie massée*, l'*adaptation de la main* aux diverses formes des surfaces à masser et enfin les *manœuvres à appliquer* de préférence à chacune de ces régions.

La position du masseur et celle du malade

doivent être aussi aisées que possible et ne jamais donner l'impression d'une gêne quelconque. En effet, les attitudes maladroites sont fatigantes et nuisent beaucoup aux effets favorables du massage.

La partie à masser doit être parfaitement immobilisée. Le masseur doit rechercher, pour lui ainsi que pour le malade, le plus de points d'appui possible, si, par son poids et ses dimensions, la région à masser n'a pas une stabilité suffisante.

La partie de la main à utiliser pour l'exécution des manœuvres doit correspondre à la forme et aux dimensions de la région à masser. Il faut qu'il y ait adaptation parfaite de l'une à l'autre.

Quant aux manœuvres qui conviennent aux diverses régions, elles seront indiquées au fur et à mesure de l'étude de chacune d'elles.

RÉGIONS A ÉVITER. — Avant de commencer l'étude particulière du massage de chaque région, il est indispensable de signaler un certain nombre de zones que le masseur doit éviter, afin de ne pas léser les organes délicats et sensibles qui s'y rencontrent, notamment les gros vaisseaux et les ganglions. Ces zones à éviter sont : le creux poplité ou pli du jarret ; la face antéro-interne de la cuisse; le triangle de Scarpa (limité par le pli de l'aine, le bord interne de la cuisse sur une longueur de 15 centimètres environ et par une troisième ligne rejoignant l'extrémité de ces deux côtés) ; la région des reins, constituée par cette partie du tronc qui est comprise entre la colonne vertébrale, le rebord des côtes et la crête iliaque ; le pli du coude ; le creux de l'aisselle ; la région du cou, qui s'étend entre le bord antérieur du sterno-cléido-mastoïdien et le rebord du maxillaire inférieur.

A. — Membre supérieur.

Pour le massage du membre supérieur, le masseur est assis. Le malade peut rester couché s'il est alité, mais la position la plus aisée est la position assise. Dans ce dernier cas, la main et l'avant-bras du malade sont posés soit sur le bord d'une petite table, soit sur le genou du masseur ; un petit coussin adoucira le contact entre le membre malade et son point d'appui.

a. *Doigts* (fig. 7). — Le masseur, assis dans le prolongement du membre malade, saisit, pour l'immobiliser, l'extrémité du doigt à masser, entre le pouce, l'index et le médius d'une main, et exécute, avec les mêmes doigts de l'autre main, des pressions, des frictions et de l'effleurage. Ces manœuvres sont appliquées simultanément sur deux faces à la fois : faces dorsale et palmaire, ou faces latérales. La pression et l'effleurage peuvent s'exécuter par des mouvements alternatifs des pouces ; dans ce cas, les autres doigts du masseur servent de point d'appui au doigt massé.

b. *Main et poignet* (fig. 8 et 9). — La position du masseur est la même que précédemment.

Pour masser la face dorsale de la main et du poignet, le masseur passe une de ses mains sous la main du malade qu'il immobilise, cependant qu'il exécute avec la pulpe des doigts de l'autre main des pressions, des frictions et de l'effleurage.

En plaçant les doigts des deux mains sous la main du malade, on peut exécuter les pressions et l'effleurage par des mouvements alternatifs des deux pouces.

Pour le massage de la face palmaire de la main, on retourne cette dernière et on procède comme pour la face dorsale. Cependant, si le malade ne peut faire le mouvement de supination, le masseur soulève d'une main la main du malade qu'il masse, de l'autre, par en dessous.

Sur les éminences thénar et hypothénar, on peut pratiquer le pétrissage.

c. *Avant-bras* (fig. 10 et 12). — Le masseur conserve la même position que pour le massage de la main. Il immobilise, avec une de ses mains, la région à masser, en saisissant la main ou l'extrémité inférieure de l'avant-bras du malade. Avec l'autre main, il exécute des pressions, des frictions et de l'effleurage, en utilisant toute sa main ou seulement la pulpe de ses doigts. Le pétrissage et les percussions, qui peuvent également s'appliquer sur cette région, s'effectuent plus aisément lorsque le masseur est assis sur le côté du membre.

d. *Coude.* — Le masseur se place sur le côté du malade qui appuie son côté opposé contre le dossier de la chaise et pose son avant-bras sur ses genoux, ou sur les genoux du masseur. Ce dernier utilise une de ses mains pour immobiliser le coude ou le bras, afin de donner plus de stabilité à la région à masser, tandis qu'avec l'autre il exécute des pressions, des frictions et de l'effleurage, en se servant de la pulpe des doigts et des pouces.

Le massage s'applique sur les côtés latéraux et sur le côté postérieur. Ce n'est qu'exceptionnellement que l'on masse le pli du coude qui est, comme nous l'avons dit, une région à éviter ; ce massage consiste en pressions, frictions et effleurage extrêmement légers.

e. *Bras* (fig. 11). — La position du masseur et celle du malade sont les mêmes que pour le massage du coude. Toutes les manœuvres peuvent s'appliquer sur le bras : les pressions s'exécutent avec la main tout entière qui entoure le bras comme un bracelet ; les frictions s'opèrent généralement avec la pulpe des doigts d'une seule main, l'autre main servant à l'immobilisation ; l'effleurage se pratique soit avec une seule main, soit avec les deux mains alternativement. Pour le pétrissage et les percussions, le masseur est obligé de changer de position pour atteindre facilement les différentes faces du bras.

f. *Epaule* (fig. 13). — L'opérateur et le malade conservent la même position que pour le massage du bras. Sur l'épaule encore on peut appliquer toutes les manœuvres décrites. Les pressions s'opèrent soit avec une seule main qui étreint le deltoïde entre le pouce et les autres doigts, soit avec la paume des deux mains qui se servent mutuellement de point d'appui. Pour les frictions, on se sert de la pulpe des doigts d'une main, l'autre main immobilisant l'épaule. L'effleurage peut s'exécuter avec les deux mains. Le point de départ est à peu près au niveau du V du deltoïde. Les deux mains se trouvent d'abord en contact par les faces radiales des index, puis, ainsi posées, elles remontent jusqu'au sommet de l'épaule. A partir de ce moment elles se séparent l'une de l'autre pour suivre, en avant, le faisceau antérieur du deltoïde et les fibres du pectoral, en arrière les faisceaux postérieurs du deltoïde, le sus-épineux et la partie inférieure du trapèze. Le mouvement ainsi exécuté rappelle le geste du nageur. Le pétrissage de l'épaule s'accomplit plus aisément quand le masseur est debout. Pour les percussions, le masseur peut rester assis.

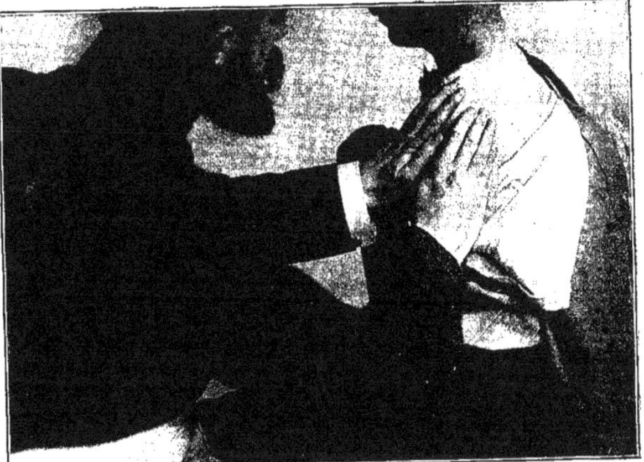

Effleurage de l'épaule avec les deux mains (fig. 13).

* *

B. — Membre inférieur.

Pour le massage du membre inférieur, le malade doit rester couché ; il s'allonge sur le dos pour le massage de la face antérieure ; il se couche sur le ventre pour le massage de la face postérieure.

a. *Orteils* (fig. 14). — Le malade étant en décubitus dorsal, le masseur s'assoit dans le prolongement du membre étendu. Comme pour les doigts, il saisit d'une main, entre le pouce, l'index et le médius, afin de l'immobiliser, l'extrémité de l'orteil à masser, tandis qu'il exécute, avec les mêmes doigts de l'autre main, des pressions, des frictions et de l'effleurage qui s'appliquent simultanément sur la face dorsale et sur la face plantaire.

En prenant comme point d'appui les doigts des deux mains, on peut exécuter, sur l'orteil, par des mouvements alternatifs des deux pouces, soit des pressions, soit de l'effleurage.

b. *Pied et cou-de-pied* (fig. 15). — Le malade et le masseur conservent la position précédente. Le masseur applique la face palmaire d'une de ses mains sur la plante du pied du malade qu'il immobilise ainsi, pendant qu'avec la pulpe des doigts de l'autre main, il exécute des pressions, des frictions et de l'effleurage. En appuyant sur la face plantaire du pied à masser, la pulpe des doigts de ses deux mains, il peut exécuter, par des mouvements alternatifs de ses deux pouces, soit des pressions, soit de l'effleurage. Les mêmes manœuvres s'exécutent autour de l'articulation tibio-tarsienne : le masseur se sert alors de la pulpe des doigts ou des pouces et, selon le côté qu'il masse, emploie tantôt la main droite, tantôt la main gauche.

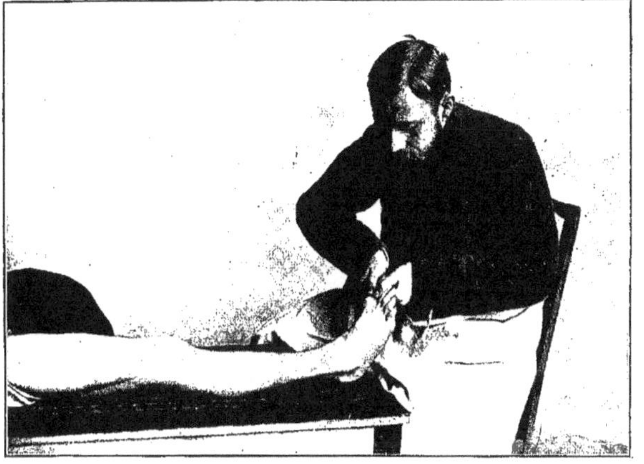

Massage de l'orteil, avec les deux pouces (fig. 14).

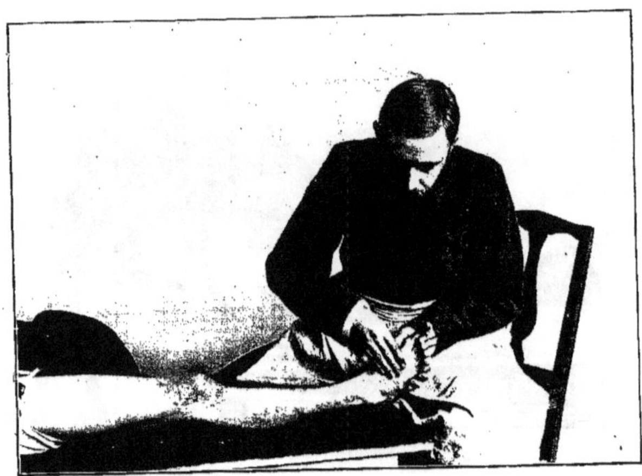

Massage du pied avec la pulpe des doigts (fig. 15).

c. *Jambe* (fig. 16). — α. *Face antéro-externe.* — Pour ce massage, le masseur conserve la même position que précédemment ou bien se place de côté. Toutes les manœuvres s'appliquent sur cette région. Les pressions se font soit avec la pulpe des doigts seulement, soit avec toute la main qui comprime le membre malade entre le pouce et les autres doigts. Pour les frictions on emploie la pulpe des doigts d'une main, cependant que, de l'autre main, on immobilise la jambe malade. L'effleurage peut s'exécuter soit avec une main seulement, soit avec les deux mains alternativement ; on commencera les manœuvres au niveau de l'articulation tibio-tarsienne, et on les exercera jusqu'au niveau du genou. Le pétrissage est difficile à pratiquer sur la face externe de la jambe, où les muscles sont recouverts d'une aponévrose tendue et résistante. Les percussions s'exécutent très bien sur cette région ; mais il convient d'éviter les saillies osseuses.

β. *Face postérieure.* — Le massage de la face postérieure de la jambe est, en tous points, identique à celui de la face antérieure.

Le malade est couché sur le ventre; le masseur assis, soit sur le côté, soit dans le prolongement du membre, exécute toutes les manœuvres. Sur cette région le pétrissage est particulièrement facile.

d. *Genou* (fig. 17). — Le malade étant couché sur le dos, la jambe étendue, le masseur s'assoit à côté de cette articulation, mais latéralement, en regardant le visage du malade. Il exécute des pressions, des frictions et de l'effleurage sur toutes les parties environnant la rotule : culs-de-sac latéraux, tendon du quadriceps, ligaments latéraux du

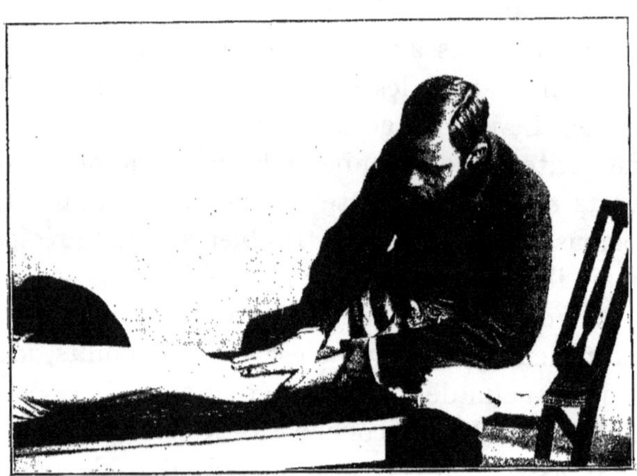

Massage de la jambe (fig. 16).

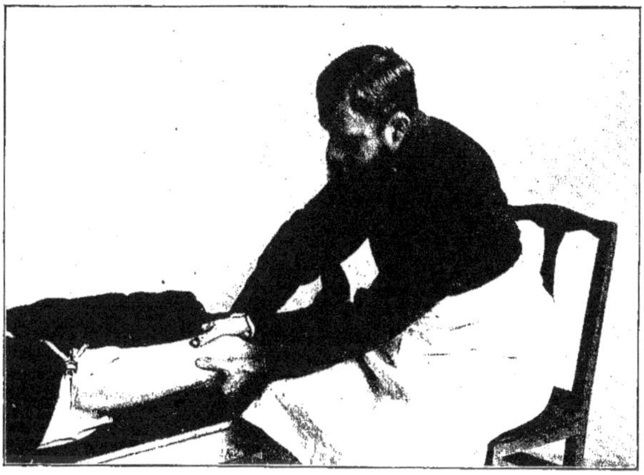

Massage du genou avec les éminences thénar (fig. 17).

genou. Ces manœuvres s'effectuent avec la pulpe des doigts ou des pouces ou avec les éminences thénar, soit d'une seule main, l'autre immobilisant le genou en appuyant sur le côté opposé, soit avec les deux mains qui se servent alors de point d'appui mutuel. Quoique, comme nous l'avons déjà fait remarquer, la face postérieure du genou ne doive pas être massée, on pourra cependant y pratiquer, dans certains cas, des frictions superficielles ou un très léger effleurage.

e. *Cuisse* (fig. 18) (*Face antérieure et face postérieure*). — Le massage de la cuisse ne présente rien de particulier. Pour la face antérieure, le malade est couché sur le dos ; pour la face postérieure, il se couche sur le ventre. Le masseur, assis face à la cuisse, exécute, avec la plus grande surface possible de la main, toutes les manœuvres que nous avons décrites. L'effleurage s'exécute par des mouvements alternatifs des deux mains, mais en prenant soin d'éviter la région antéro-interne.

f. *Hanche.* — Le massage de la hanche est généralement peu efficace en raison des difficultés qu'on éprouve à atteindre cette articulation qui se trouve protégée par l'extrémité supérieure du fémur et par d'épaisses masses musculaires. On se bornera donc à exécuter des pressions, des frictions et de l'effleurage, autour de l'articulation et sur les muscles environnants. Sur ces derniers on pourra également pratiquer le pétrissage et les percussions.

C. — Tronc.

a. *Face antérieure* (fig. 19). — Le massage abdominal étant très délicat et assez compliqué ne doit être pratiqué que par les spécialistes.

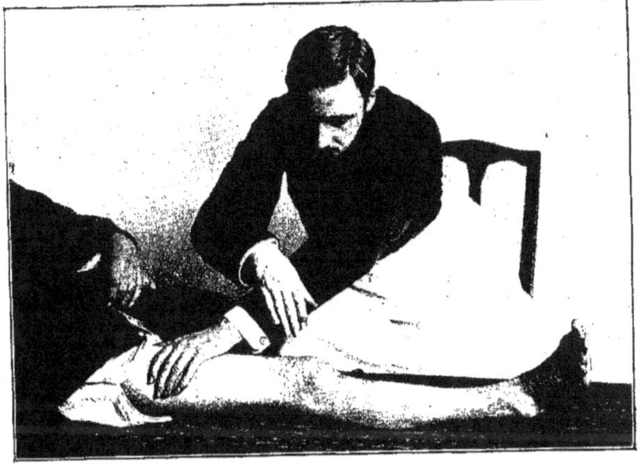

Effleurage de la cuisse par mouvements alternatifs des deux mains (fig. 18).

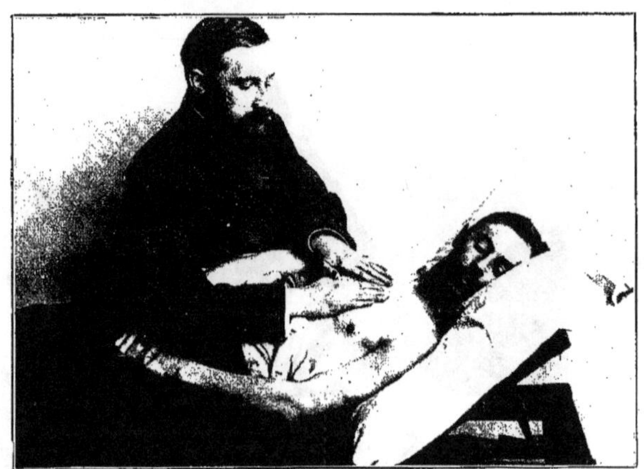

Effleurage de la face antérieure du tronc (fig. 19).

Pour le massage de la poitrine, le malade est couché sur le dos et le masseur se met au niveau du thorax, face au visage du malade. Les muscles à masser sont les pectoraux et les intercostaux. Toutes les manœuvres peuvent s'exécuter sur les pectoraux, mais, sur les intercostaux, le pétrissage est difficile. Les pressions et les frictions se pratiquent avec la pulpe des doigts. L'effleurage s'exerce avec les deux mains qui partent en même temps de la ligne médiane dont elles s'écartent pour contourner la face antérieure et latérale du thorax ou pour suivre le sens des fibres musculaires des pectoraux. Les percussions de cette région ne doivent jamais être violentes.

b. *Face postérieure* (fig. 20, 21 et 22). — Pour la face postérieure du tronc, le malade étant couché sur le ventre, le masseur est assis ou debout. Toutes les manœuvres peuvent s'appliquer sur la région fessière. Sur la région lombaire, on peut pratiquer des pressions, des frictions, de l'effleurage et des percussions ; mais le pétrissage n'est pas aisé à exercer sur cette région à cause des aponévroses qui entourent les muscles. Les pressions, les frictions et l'effleurage s'exécutent soit à l'aide des pouces, soit avec la pulpe des doigts bien alignés et placés longitudinalement, dans le sens de la colonne vertébrale. Ces manœuvres doivent s'appliquer sur les extenseurs du tronc qui sont logés des deux côtés de l'épine dorsale, dans les gouttières vertébrales. On évitera les apophyses épineuses parce que le massage, inutile d'ailleurs sur ces saillies osseuses, pourrait irriter la peau si les manœuvres étaient trop violentes. On évitera aussi la région néphrétique, c'est-

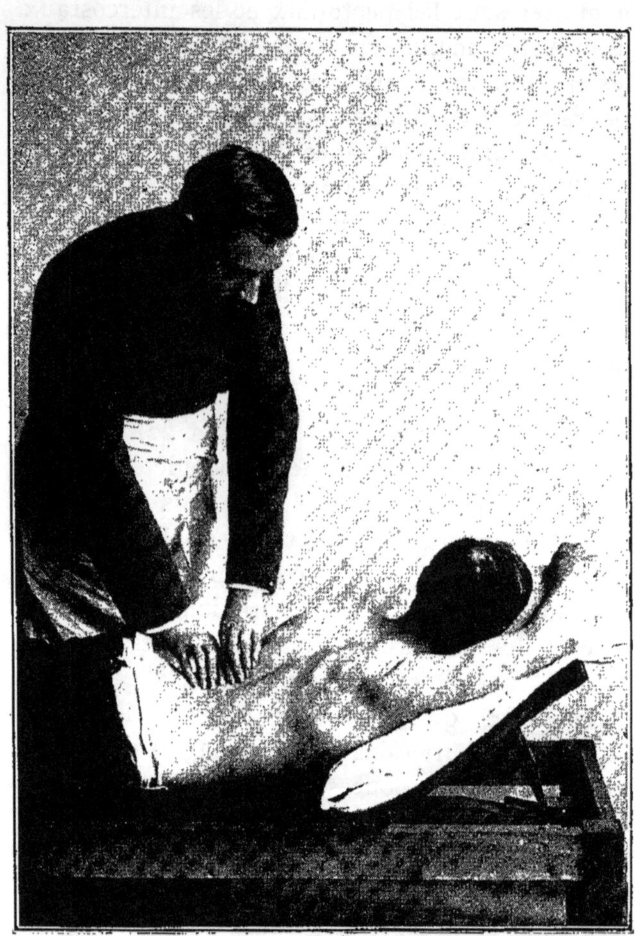

Massage de la région lombaire avec l'extrémité des doigts des deux mains (fig. 20).

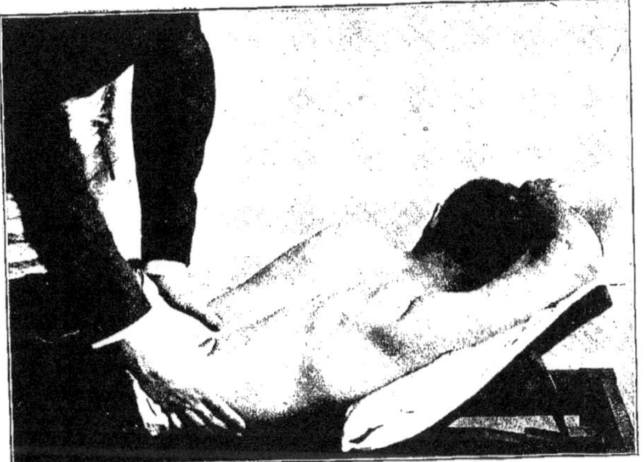

Massage de la région lombaire avec les deux pouces (fig. 21).

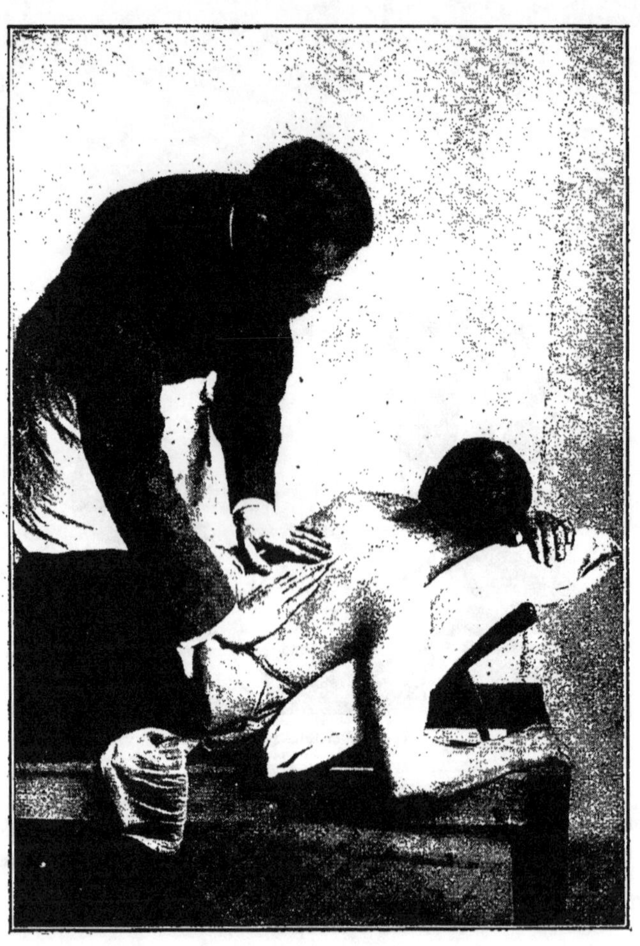

Effleurage de la face postérieure du tronc (fig. 22).

à-dire ces parties molles non protégées par le squelette et sous lesquelles se trouvent les reins qui pourraient être déplacés.

Le massage de la face postérieure du thorax est identique à celui de la poitrine. Toutes les manœuvres peuvent être appliquées sur cette région, mais le pétrissage ne peut être exécuté que sur les muscles grands dorsaux et les sus-épineux. Pour les pressions, les frictions et l'effleurage, le masseur peut utiliser toute la surface palmaire des deux mains. L'effleurage s'exécute de la même façon que sur la face antérieure du thorax, c'est-à-dire que les deux mains partent de la ligne médiane pour contourner le thorax, le masseur esquissant ainsi le mouvement du nageur.

D. — Tête.

a. *Muscles du cou.* — Le malade peut rester couché, mais la position assise est celle qui convient le mieux pour le massage du cou. Le masseur reste debout, tantôt derrière le malade (fig. 23), tantôt sur le côté de celui-ci (fig. 24).

Les muscles à masser sont : le trapèze, le sterno-cléido-mastoïdien et, indirectement, le sus-épineux, par suite de ses rapports avec le trapèze. Les manœuvres exécutées sont la pression, la friction, l'effleurage et le pétrissage. Les manœuvres s'exécutent de haut en bas : les pressions et les frictions s'opèrent avec la pulpe des doigts d'une main, l'autre main immobilisant la tête ; l'effleurage se pratique, soit avec une seule main, soit avec les deux mains à la fois (fig. 25).

Le massage du sterno-cléido-mastoïdien doit être très léger en raison du voisinage d'organes

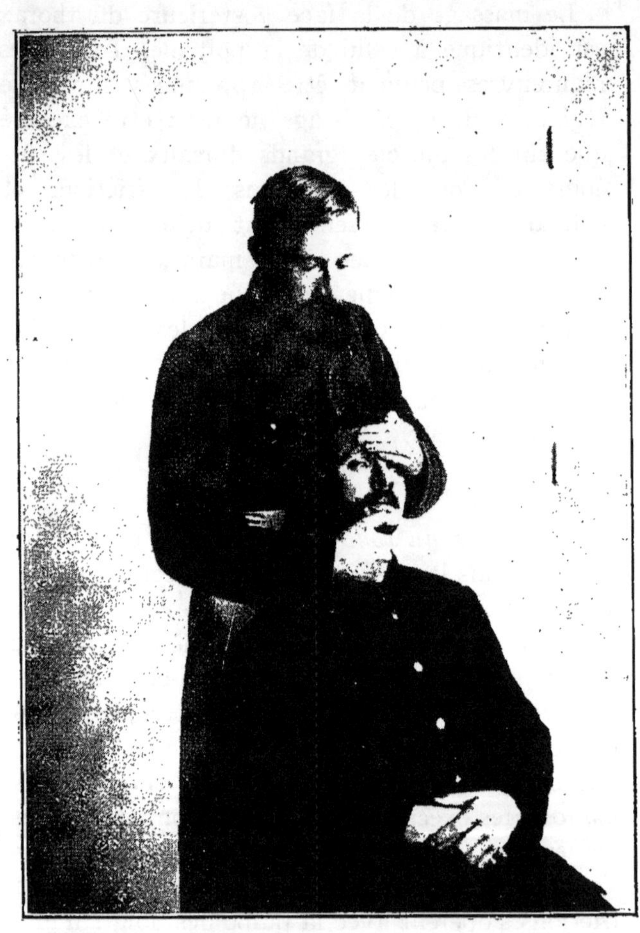

Massage du cou (fig. 23).

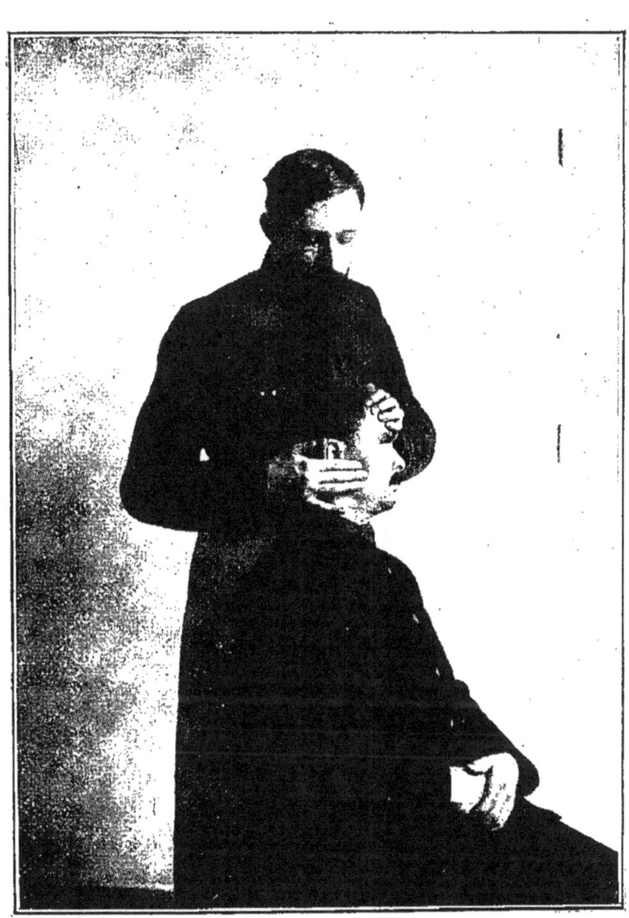

Massage du cou (fig. 24).

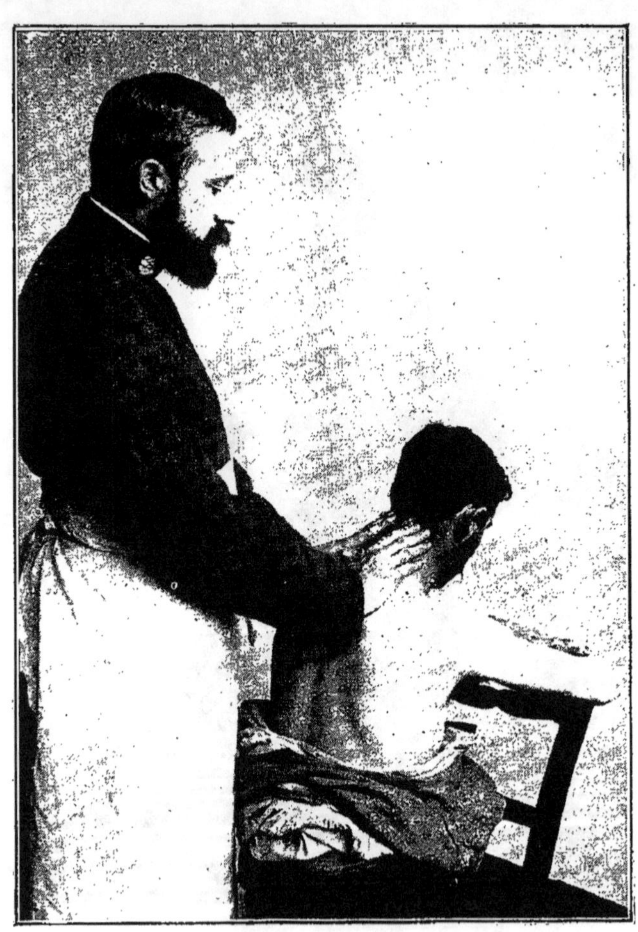

Effleurage des muscles du cou (fig. 25).

délicats : gros vaisseaux et nerfs. La percussion ne devra jamais être pratiquée sur ce muscle.

b. *Muscles masticateurs.* — Les muscles masticateurs accessibles au massage sont les masséters et les temporaux. Le masseur se place debout derrière le malade assis. Il immobilise la tête de ce dernier à l'aide d'une main, tandis qu'il exécute, avec la pulpe des doigts ou du pouce de l'autre main, des pressions, des frictions et de l'effleurage sur les muscles masticateurs.

II. — MOBILISATION.

La mobilisation a un double but : 1° l'assouplissement des articulations ; 2° l'exercice des muscles qui font mouvoir ces articulations. Elle peut être manuelle ou mécanique, auquel cas on lui réserve le nom de mécanothérapie, mais, quel que soit le procédé employé, le principe est toujours le même : localiser le mouvement dans une articulation ou dans un groupe musculaire donné en mettant les articulations et les muscles voisins dans l'impossibilité d'entrer en action.

On doit donc, avant de commencer à mobiliser une articulation, immobiliser le segment sus-jacent. Le masseur doit saisir ce dernier tout près de l'articulation, mais sans gêner le mouvement. Le segment mobilisé, au contraire, doit être saisi aussi loin que possible de l'articulation à mobiliser, tout près de l'articulation sous-jacente. Les deux segments doivent être tenus de telle façon que le point d'appui soit dans la direction du mouvement. La main qui immobilise doit toujours reposer sur un support fixe : genou du masseur ou bord d'une table.

Les mouvements exécutés peuvent être de trois sortes : passifs, c'est-à-dire dans lesquels n'intervient pas la volonté du malade ; actifs ou volontaires, exécutés par le malade, mais dirigés par la main du masseur ; avec résistance, c'est-à-dire dans lesquels le masseur contrarie plus ou moins le mouvement volontaire du malade.

Pour pratiquer utilement et sans danger la mobilisation des articulations, il est indispensable de connaître leurs mouvements physiologiques, c'est-à-dire ceux qu'elles peuvent exécuter normalement. En étudiant la mobilisation des différentes articulations, nous indiquerons donc préalablement, pour chacune d'elles, ses mouvements physiologiques.

A. — MEMBRE SUPÉRIEUR.

La position assise du malade et du masseur est celle qui convient le mieux pour la mobilisation des doigts, du poignet et du coude. Pour la mobilisation de l'épaule, le masseur doit se mettre debout.

a. *Doigts* (fig. 26 et 27). — Les articulations des doigts ne peuvent exécuter que deux mouvements : la flexion et l'extension. Les mouvements latéraux des doigts sont dus au déplacement des métacarpiens et partiellement à l'articulation métacarpo-phalangienne.

Le pouce seul exécute, en outre, un mouvement d'abduction et d'adduction et un mouvement d'opposition. Mais, qu'il s'agisse du pouce ou des autres doigts, le masseur immobilise le segment sus-jacent à l'articulation à mobiliser, au moyen du pouce et de l'index qu'il place près de l'articulation, l'un sur la face dorsale, l'autre sur la face palmaire de la phalange, afin que le point d'appui soit, comme nous l'avons déjà dit, dans la direction du mouvement. La main qui immobilise s'appuie soit sur le bord d'une table, soit sur le genou du masseur. L'autre main saisit, avec le pouce, l'index et le médius, l'extrémité distale du segment à mobiliser. Pour effectuer les mouvements latéraux des doigts, on saisit l'extrémité de ces derniers qu'on écarte et qu'on rapproche successivement.

b. *Poignet* (fig. 28). — Les mouvements physiologiques du poignet sont la flexion et l'exten-

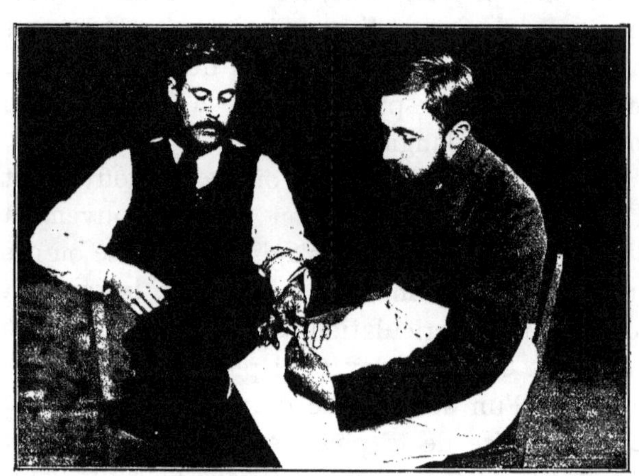

Mobilisation d'un doigt (flexion et extension) (fig. 26).

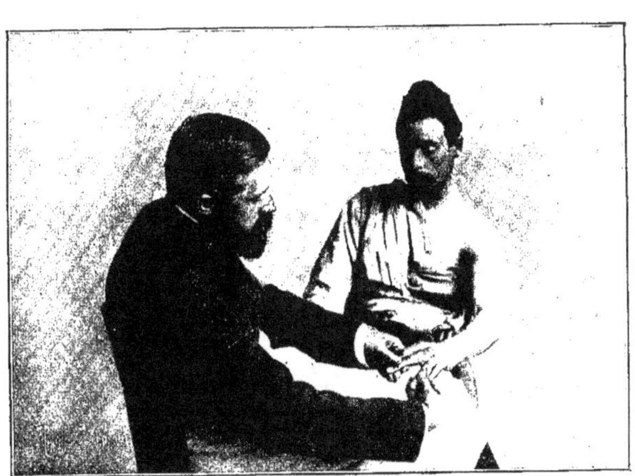

Mouvements latéraux des doigts (fig. 27).

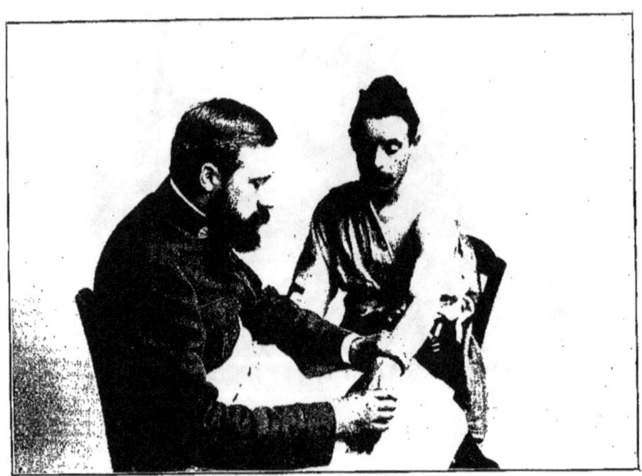

Mobilisation du poignet (fig. 28).

sion, l'abduction et l'adduction. D'une de ses mains, qui repose soit sur son genou, soit sur le bord d'une table, le masseur entoure l'extrémité inférieure de l'avant-bras, tandis que, de l'autre, il saisit la main de ce dernier à laquelle il fait exécuter les mouvements que nous avons indiqués plus haut.

c. *Coude* (fig. 29). — Les principaux mouvements du coude sont la flexion et l'extension. La pronation et la supination se passent aussi pour une grande part dans le coude. Le masseur place, dans la paume de sa main qui repose sur son genou, le coude à mobiliser qu'il maintient avec ses doigts, cependant qu'avec l'autre main il saisit l'extrémité inférieure de l'avant-bras et exécute les mouvements de flexion et d'extension. Au cours de ces deux mouvements on doit maintenir la main du malade tantôt en demi-pronation, tantôt en supination.

Pour effectuer les mouvements de pronation et de supination (fig. 30), le masseur, maintenant le coude du malade comme précédemment, doit prendre la précaution de fléchir à angle droit l'avant-bras sur le bras, afin que le mouvement, exclusivement localisé dans le coude, ne soit pas accompagné d'une rotation concomitante de l'épaule. En outre, pour exécuter ces deux mouvements, la main du masseur doit saisir, non point l'extrémité inférieure de l'avant-bras, mais la main du malade, cela afin de ne pas gêner les mouvements du poignet qui prend part, lui aussi, à la pronation et à la supination.

d. *Epaule* (fig. 31). — Les mouvements de l'épaule, très étendus et très variés, sont : l'élévation et l'abaissement du bras, l'antéropulsion

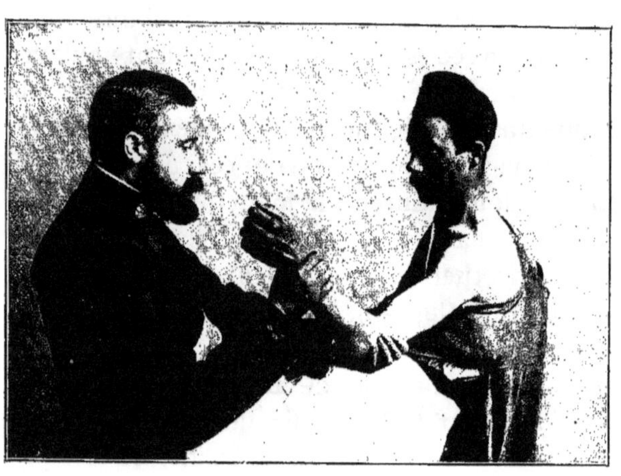

Mobilisation du coude (fig. 29.)

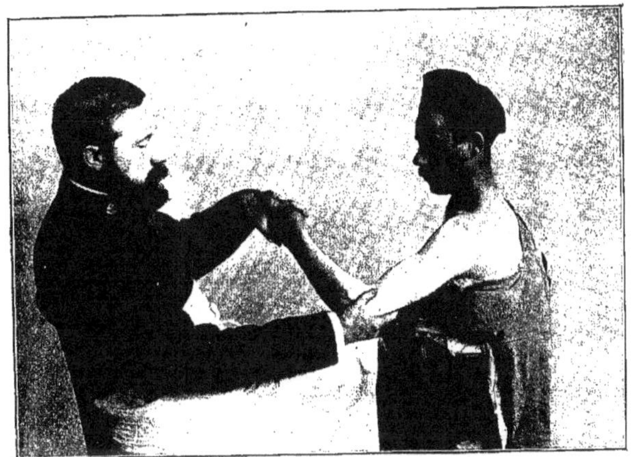

Mouvements de pronation et de supination (fig. 30).

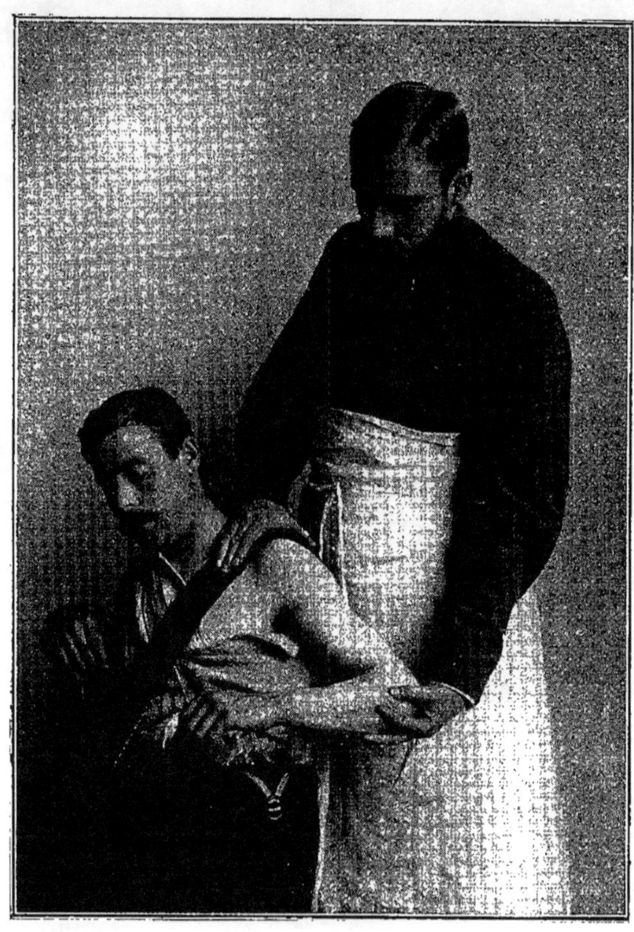

Mobilisation du bras, l'épaule étant immobilisée à l'aide d'une sangle (fig. 31).

et la rétropulsion, l'abduction et l'adduction, la rotation externe et la rotation interne. D'autres mouvements, plus complexes, peuvent, en outre, être exécutés par l'épaule ; mais ils ne sont, en réalité, que des combinaisons des mouvements simples que nous venons d'énumérer. Ces mouvements combinés permettent de porter la main derrière la tête, dans le dos, sur l'épaule opposée.

Pour mobiliser une épaule, on assoit le malade sur une chaise dont le dossier sert de point d'appui au côté opposé à celui qu'on doit traiter ; le masseur se place derrière le malade, appuie avec une de ses mains sur l'épaule de ce dernier et, saisissant, de l'autre, le coude qu'il maintient dans le creux de sa main, il fait exécuter à l'épaule les différents mouvements que nous venons d'énumérer. Pour les localiser dans l'articulation scapulo-humérale ou articulation de l'épaule sans entraîner un mouvement de bascule de la totalité de l'épaule (mouvement d'ailleurs difficile à éviter), il est indispensable d'immobiliser cette dernière à l'aide d'une sangle passée sous le siège sur lequel le malade est assis.

B. — Membre inférieur.

Pour la mobilisation du membre inférieur, le malade reste couché. Le masseur, assis s'il s'agit de mobiliser les doigts ou les articulations du pied, doit se mettre debout pour mobiliser le genou ou la hanche.

a. *Orteils* (fig. 32). — Le masseur, placé sur le côté du pied ou dans le prolongement du membre, immobilise, au moyen du pouce, de l'index et du médius d'une de ses mains, le segment sus-jacent à l'articulation à mobiliser, cependant que les

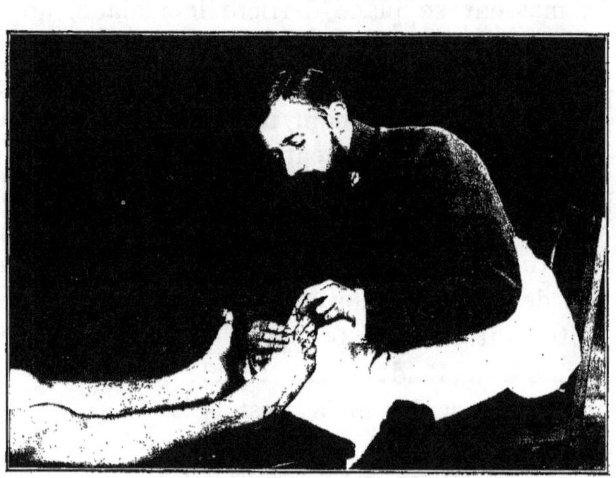

Mobilisation de l'orteil (fig. 32).

mêmes doigts de l'autre main saisissent le segment à mobiliser et lui font exécuter les mouvements de flexion et d'extension qui sont les seuls que puissent décrire les phalanges. De même que les doigts de la main, les orteils peuvent exécuter des mouvements de latéralité qui sont dus, d'ailleurs, au déplacement des métatarsiens.

b. *Pied* (fig. 33 et 34). — Le pied possède deux articulations, la médio-tarsienne et la tibio-tarsienne ou cou-de-pied. L'articulation médio-tarsienne exécute des mouvements combinés de flexion et de rotation interne d'une part, d'extension et de rotation externe d'autre part.

Pour mobiliser cette articulation, le masseur, assis sur le côté de la jambe, place une de ses mains sur le dos du pied qu'il immobilise, pendant qu'avec l'autre, posée à la racine des orteils, il fait décrire à l'articulation ses mouvements physiologiques.

Pour mobiliser l'articulation tibio-tarsienne, une main saisit, par en-dessous, l'extrémité inférieure de la jambe au niveau des chevilles, tandis que l'autre, tenant le pied, lui fait exécuter les mouvements de flexion et d'extension, d'adduction et d'abduction.

c. *Genou* (fig. 35). — Les mouvements physiologiques du genou sont la flexion et l'extension; cependant cette articulation contribue à d'autres mouvements qui sont la rotation externe et la rotation interne de la jambe, homologues de la supination et de la pronation du membre supérieur.

Pour mobiliser le genou, le masseur debout place le talon du malade dans le creux d'une de ses mains, tandis que l'autre main posée dans le creux poplité (pli du jarret) soulève le genou

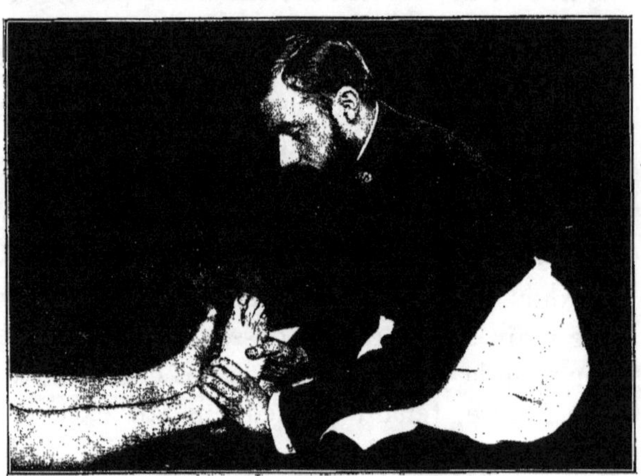

Mobilisation de l'articulation médio-tarsienne (fig. 33).

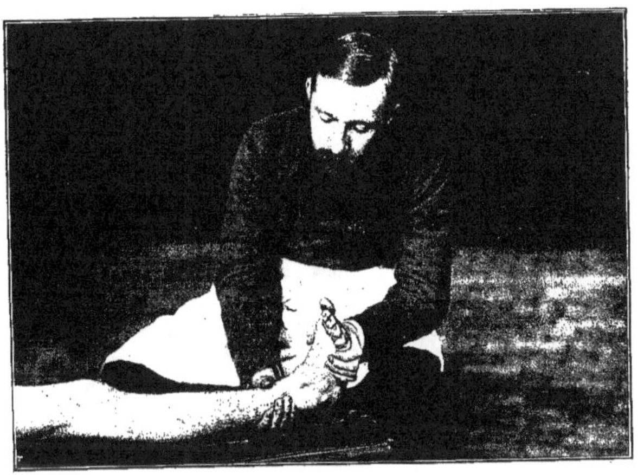

Mobilisation de l'articulation tibio-tarsienne (fig. 34).

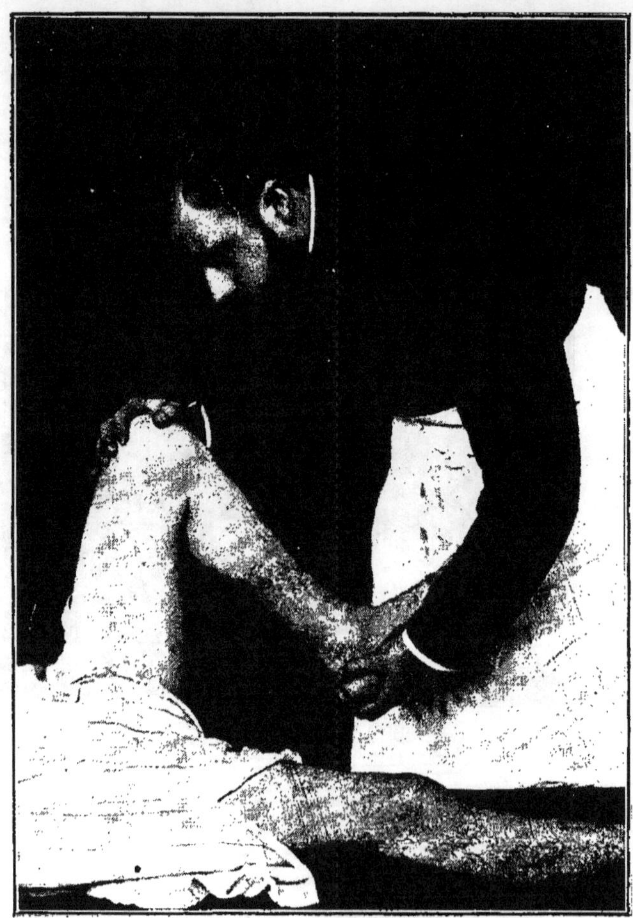

Flexion du genou (fig. 35).

pour le mettre en légère flexion. A ce moment, la main située sous le talon exerce une poussée qui fait fléchir de plus en plus le genou du malade.

En exécutant ce mouvement et afin de ne le point gêner, la main du masseur, posée dans le creux poplité, doit quitter cette cavité pour s'appliquer en avant de l'articulation. Elle s'y replacera cependant dans le mouvement d'extension du genou. On peut aussi effectuer la mobilisation du genou en faisant coucher le malade sur le ventre.

Pour les mouvements de rotation interne et externe de la jambe, le masseur, assis, pose une de ses mains sur le genou du malade, l'autre sur la plante du pied et, après avoir fléchi la jambe à angle droit, la fait tourner sur son axe tantôt en dedans, tantôt en dehors.

d. *Hanche* (fig. 36 et 37). — La mobilisation de la hanche présente une analogie avec celle du genou au point de vue de l'attitude du masseur, dont une main soutient le talon et dont l'autre se trouve appliquée sur le genou.

Les mouvements physiologiques de la hanche rappellent ceux de l'épaule, mais sont cependant moins étendus et moins variés. Ces mouvements sont la flexion et l'extension, l'abduction et l'adduction, la rotation externe et la rotation interne, enfin la circumduction.

S'il y a raideur de la hanche, la mobilisation de cette articulation est très malaisée, car le bassin, difficilement immobilisable, se trouve entraîné par le mouvement de la cuisse : l'articulation de la hanche échappe ainsi à l'action de l'opérateur. Cependant il sera possible, dans une

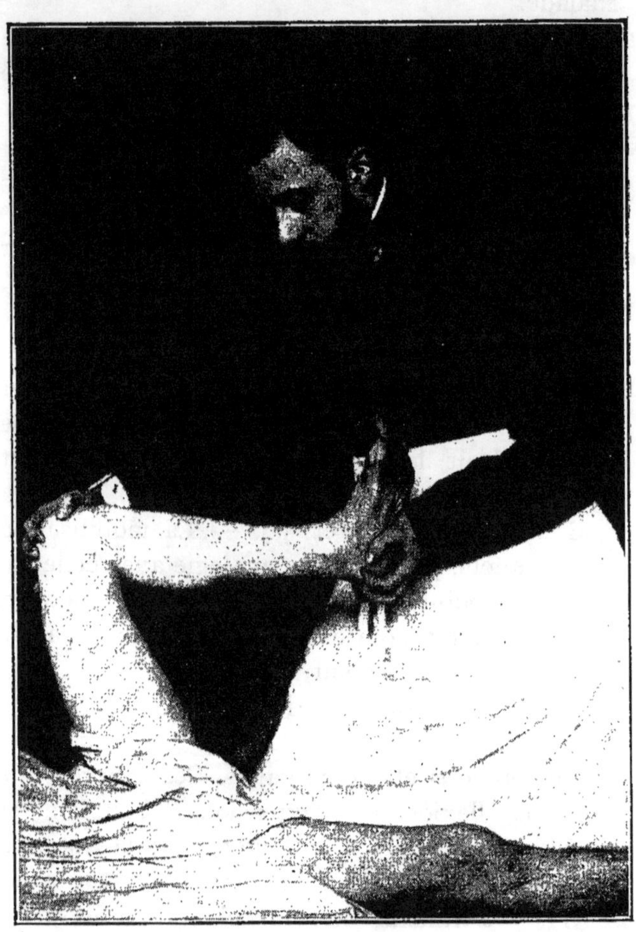

Flexion de la cuisse (fig. 36).

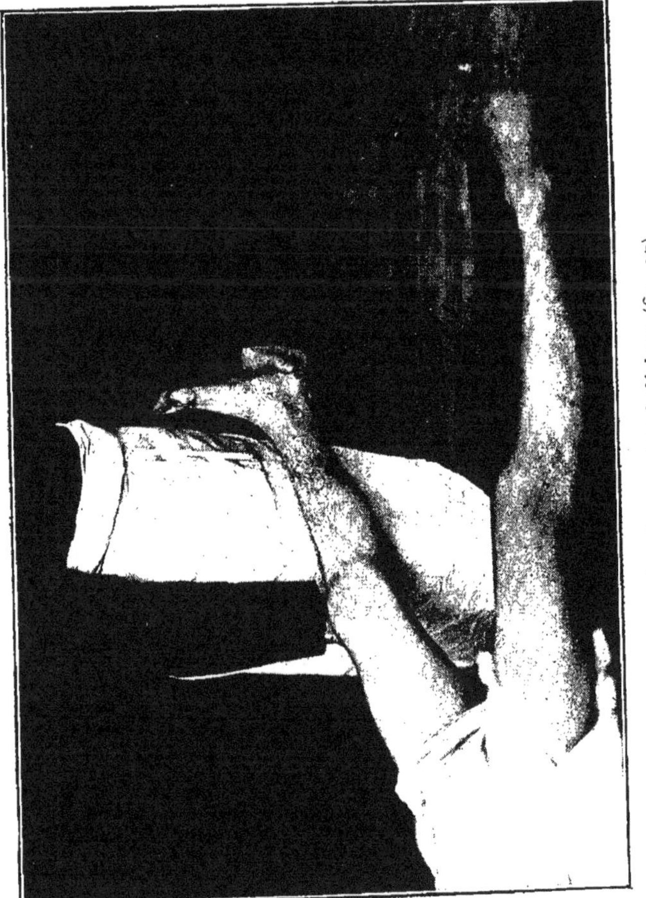

Abduction du membre inférieur (fig. 37).

certaine mesure, de faire immobiliser le bassin par un aide dont les deux mains s'appuieront sur les épines iliaques antéro-supérieures.

La flexion et l'extension de la cuisse sur le tronc (fig. 36) s'exécutent, comme le mouvement du genou, par la poussée ou la traction du talon avec une main aidée par l'autre main que l'on pose tantôt dans le creux poplité, tantôt en avant du genou. Dans les mouvements de flexion de la cuisse sur le tronc, le genou reste plié à angle droit.

Pour exécuter l'abduction et l'adduction, le membre du malade (fig. 37) complètement étendu se trouve maintenu par le masseur dont une main tient le talon et l'autre le creux poplité. Pour la rotation externe et la rotation interne, le masseur pousse le genou tantôt de dedans en dehors, tantôt de dehors en dedans, cependant que le pied exécute les mouvements opposés.

Dans la circumduction, le genou maintenu à demi fléchi décrit un mouvement circulaire qui n'est qu'une combinaison de tous les mouvements simples que nous venons d'indiquer.

C. — Tronc (fig. 38, 39 et 40).

Les mouvements du tronc sont généralement accomplis librement par le malade lui-même qui se tient debout ; ils prennent alors le nom de gymnastique. Cependant on peut exécuter quelques mouvements passifs du tronc. Pour la flexion (fig. 38) et l'extension du tronc, le malade reste couché ; le masseur, posant une de ses mains à la naissance du cou et saisissant de l'autre le bras du malade, attire ce dernier en avant, puis le recouche.

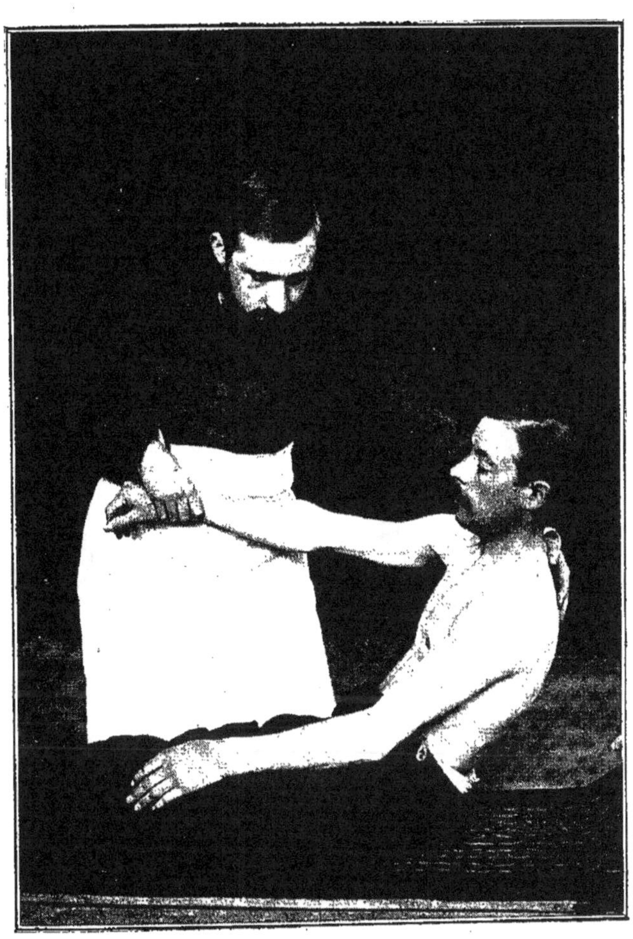

Flexion du tronc (fig. 38).

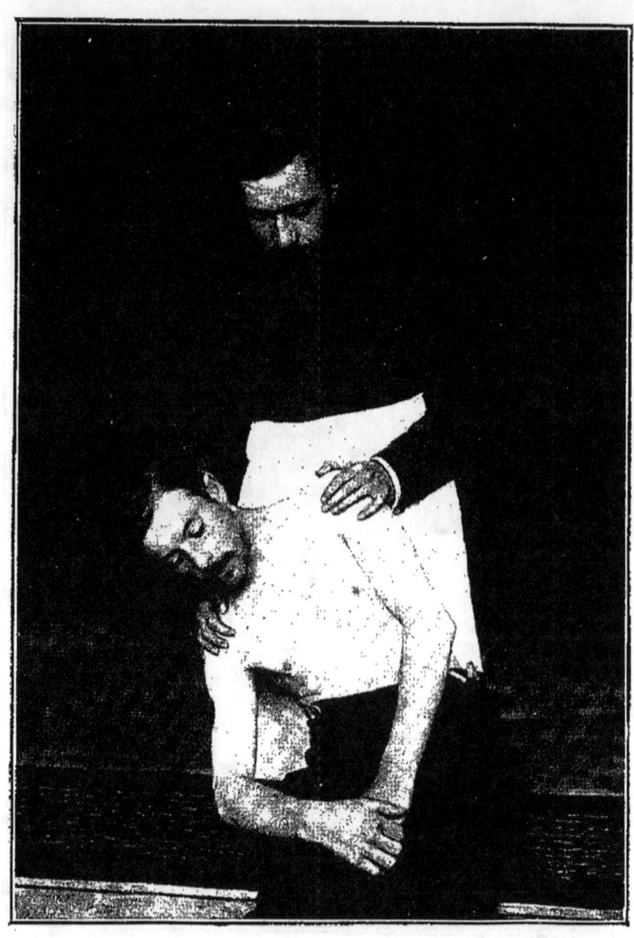

Inclinaison latérale du tronc (fig. 39).

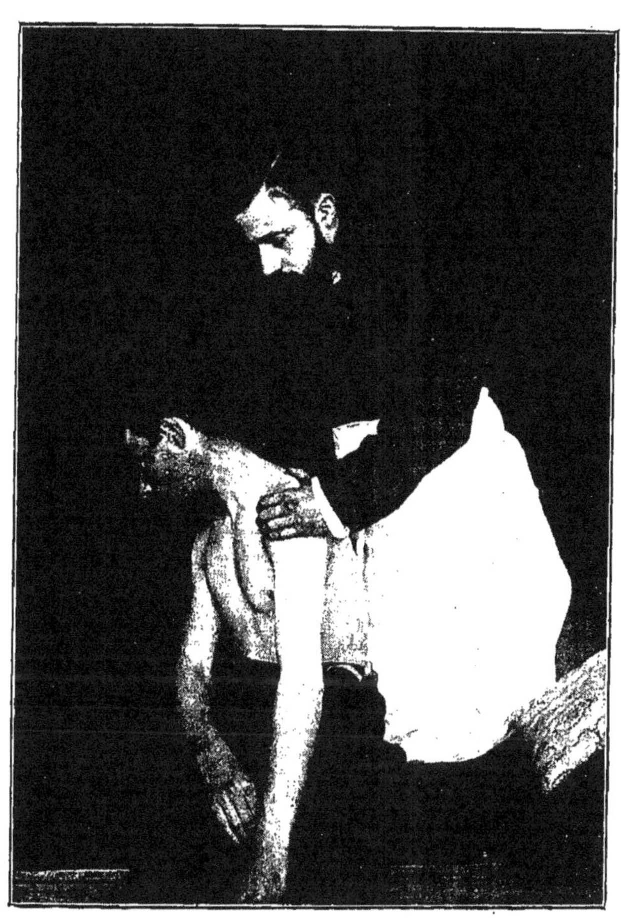

Rotation du tronc (fig. 40).

On peut encore faire asseoir le malade sur un tabouret ou, à la rigueur, à cheval sur une chaise, se placer derrière lui, poser les deux mains sur ses épaules et lui faire exécuter les mouvements d'inclinaison latérale (fig. 39) et de rotation du tronc (fig. 40).

D. — Tête (fig. 41 et 42).

a. *Cou.* — Pour la mobilisation du cou, le malade reste assis et le masseur debout. La tête peut exécuter les mouvements de flexion et d'extension, de rotation et d'inclinaison latérale.

Pour les mouvements de flexion et d'extension (fig. 41), le masseur se place sur le côté du malade et pose une de ses mains sur le front, l'autre sur la face occipitale.

Dans les mouvements d'inclinaison latérale (fig. 42) et de rotation, le masseur se place en arrière du malade et pose ses mains sur les côtés de la tête au-dessus des oreilles.

b. *Maxillaire inférieur.* — Le maxillaire inférieur exécute des mouvements d'élévation et d'abaissement et des mouvements latéraux. Le malade, assis, appuie la tête contre la poitrine du masseur qui se tient debout derrière lui et qui applique la main gauche sur le front du sujet. Ayant ainsi immobilisé la tête de ce dernier, il fait exécuter au maxillaire les mouvements physiologiques, en saisissant le menton avec le pouce et les autres doigts. Ces mouvements doivent être lents, réguliers et assez prolongés. Les muscles masticateurs opposent quelquefois une grande résistance ; on est alors obligé de déployer une certaine force pour exécuter le mouvement d'abaissement du maxillaire inférieur,

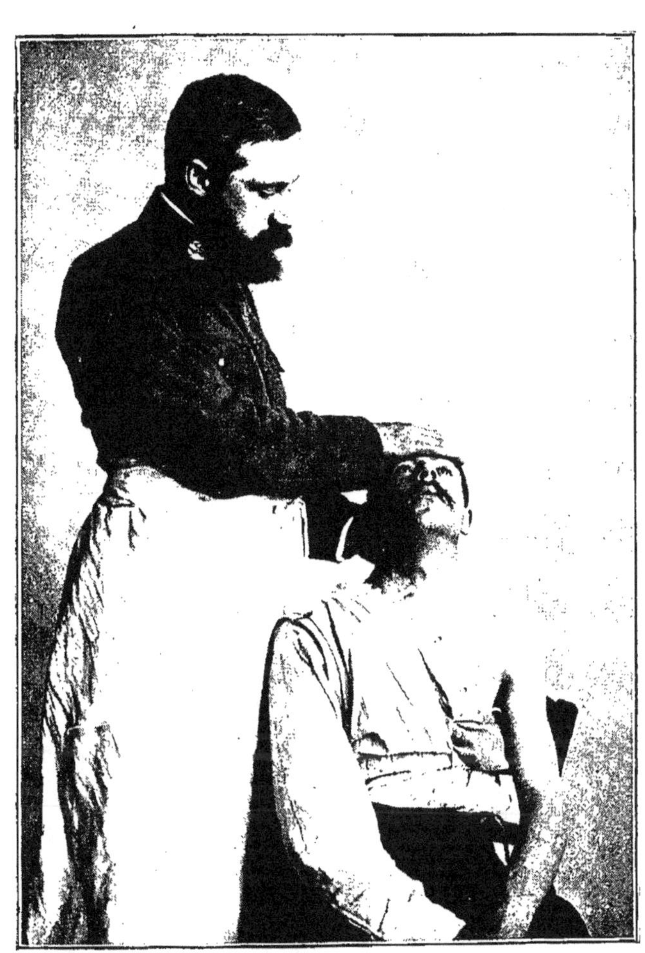

Extension de la tête (fig. 41).

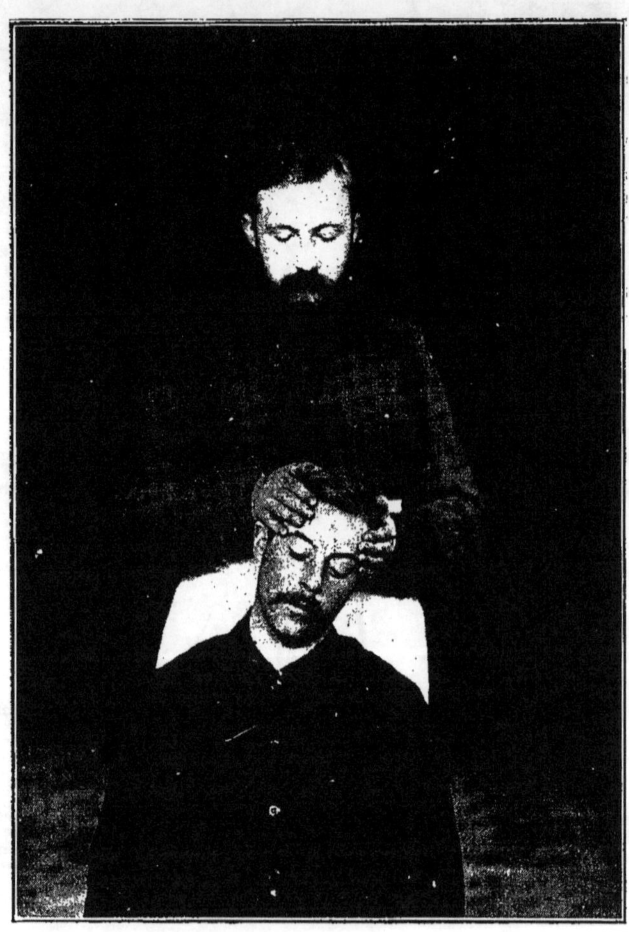

Inclinaison latérale de la tête (fig. 42).

III. — DOSAGE.

La durée d'une séance de massage peut, pour une région donnée, varier, selon les cas, d'une à trente minutes. Dans les débuts du traitement d'une phlébite ou d'une fracture osseuse, par exemple, on doit se borner à exécuter quelques pressions ou un effleurage superficiel d'une minute et à effectuer un ou deux mouvements légers des articulations voisines. Ces manœuvres prudentes suffisent pour éviter des impotences fonctionnelles quelquefois irrémédiables. Au contraire, dans des atrophies musculaires, les œdèmes non inflammatoires, le massage, léger également, peut durer trente et même quarante minutes et le nombre des mouvements passifs et actifs peut être de vingt à trente. Mais en dehors de ces cas extrêmes, un massage ne doit pas se prolonger au delà de trente minutes. Il ne faut pas que le massage devienne une cause de fatigue pour le malade ; pour cette raison, il convient de procéder par entraînement et de ne faire, au début du traitement, que des séances courtes. La dose est augmentée progressivement en durée et en intensité jusqu'à un maximum que l'on maintient pendant tout le traitement.

Les séances, journalières d'abord, seront espacées dans la suite ; car le progrès, sensible au début, devient extrêmement lent vers la fin du traitement ; la fréquence des séances semble ne plus avoir d'influence sur l'évolution de la maladie, l'action du temps devient prépondérante. Tels sont les principes généraux de la kinésithérapie. Il appartient au masseur de les appliquer d'une façon judicieuse, en tenant compte non seulement de l'affection particulière qu'il s'agit de traiter, mais aussi de la susceptibilité individuelle, qui peut varier d'un sujet à l'autre et d'une séance à l'autre. C'est par l'expérience et la pratique que l'on acquiert peu à peu le tact et le doigté nécessaires.

IV. — CONTRE-INDICATIONS.

Pour un kinésithérapeute habile et expérimenté il n'existe que très peu de cas où le massage soit absolument contre-indiqué. Nous sommes loin de l'époque où l'immobilisation complète et prolongée constituait un véritable dogme dans le traitement des fractures, des plaies suppurantes et d'une foule d'autres affections. On sait aujourd'hui qu'il faut, au contraire, pratiquer, d'une façon précoce, le massage et la mobilisation des articulations et des muscles voisins des organes lésés. Les manœuvres doivent, certes, être appliquées avec douceur et prudence ; mais elles sont indispensables pour éviter les suites fâcheuses telles que les raideurs articulaires, les atrophies et les contractions musculaires.

Toutefois les états aigus, inflammatoires, constituent, en général, une contre-indication au massage. On ne doit jamais appliquer le massage ni la mobilisation dans les phlébites à la période fébrile, dans les arthrites purulentes, les tumeurs blanches, les ostéomyélites, les abcès froids, etc. Même quand tout état fébrile a disparu, on ne commencera le traitement kinésithérapique qu'avec une extrême prudence. Le massage doit être interrompu dès que l'on constate une élévation de la température ou une augmentation exagérée de la douleur.

Le massage n'est pas à conseiller chez les cachectiques, les fébricitants de cause générale. Chez les grands nerveux, il doit être appliqué avec circonspection ; les séances doivent être courtes et ne comporter que des manipulations douces, lentes et régulières. Les débutants ne sauraient user de trop de prudence dans l'application de cette méthode thérapeutique qui, très précieuse dans beaucoup de cas, présente souvent des inconvénients et même des dangers. On a vu des masseurs inexpérimentés occasionner des fractures, des luxations, des ruptures musculaires et d'autres accidents parfois très graves. Certes, il n'est pas toujours facile d'éviter les écueils, quand on n'est pas spécialiste en la matière ; aussi est-il préférable, en cas d'incertitude, de s'abstenir plutôt que de s'exposer à des conséquences fâcheuses.

Les indications du massage sont nombreuses ; nous nous bornerons ici à envisager celles qui concernent les suites des blessures de guerre.

V. — APPLICATION DU MASSAGE AUX SUITES DES BLESSURES DE GUERRE.

Le massage, dont nous venons de décrire les procédés, apporte un secours extrêmement précieux au traitement des blessures de guerre. Il est peu de blessés qui ne soient, tôt ou tard, justiciables de son intervention.

Toute plaie suppurante laisse, en effet, derrière elle une impotence fonctionnelle plus ou moins prononcée. Cette impotence est due aux délabrements anatomiques proprement dits, occasionnés par la blessure : fractures, section et perte de substance musculaire, lésion nerveuse ou vasculaire, etc., auxquels se surajoutent des facteurs secondaires. Le principal de ces facteurs est l'immobilisation complète à laquelle le malade est condamné, quelquefois à tort, pendant la durée du traitement de la plaie. Au cours de cette période d'inactivité, le malade désapprend à se servir de ses organes moteurs, muscles et articulations, qui s'atrophient et se laissent envahir par du tissu fibreux.

L'hyperesthésie est une autre cause de gêne fonctionnelle observée dans les suites des blessures de guerre. Elle inspire au malade la crainte du mouvement et provoque une contracture musculaire qui immobilise un ou plusieurs segments dans une attitude invariable. Enfin, les cicatrices adhérentes, qui fixent les muscles et les tendons, apportent également un obstacle, quelquefois très prononcé, au fonctionnement des segments articulaires.

Le massage, appliqué d'une façon rationnelle, atténue toujours l'incapacité fonctionnelle et, très souvent, la fait disparaître complètement. Nous allons exposer les procédés kinésithérapiques qu'il convient d'employer contre les différentes séquelles que laissent derrière elles les blessures de guerre.

I. CICATRICES ADHÉRENTES.

Les blessures de guerre, dues à des projectiles d'une grande force de pénétration, engendrent fatalement des cicatrices très dures et très adhérentes qui fixent souvent au squelette même la peau et les tissus sous-jacents, ce qui détermine parfois une impotence fonctionnelle très accentuée.

Le massage exerce une action très efficace sur les brides fibreuses. La cicatrice s'assouplit rapidement et la dépression dont elle est cause diminue peu à peu et finit par disparaître complètement.

La manœuvre qui convient le mieux au traitement des cicatrices, c'est la friction. Très légère au début, elle deviendra, dans la suite, de plus en plus énergique. Le pouce ou la pulpe des doigts appuiera alors profondément sur la cicatrice et effectuera de larges mouvements circulaires afin de provoquer des tiraillements et des élongations du tissu scléreux.

Le massage doit toujours être suivi de la mobilisation, soit manuelle, soit mécanique, des segments articulaires voisins de la cicatrice. Les muscles, en se contractant, exercent sur le tissu scléreux une traction très forte qui produit un effet identique à celui de la friction.

Le massage est bien plus efficace s'il est exécuté sous l'eau chaude. Le bain, local (fig. 43), doit avoir une température de 45 à 48° et se prolonger pendant une demi-heure au moins. D'une façon géné-

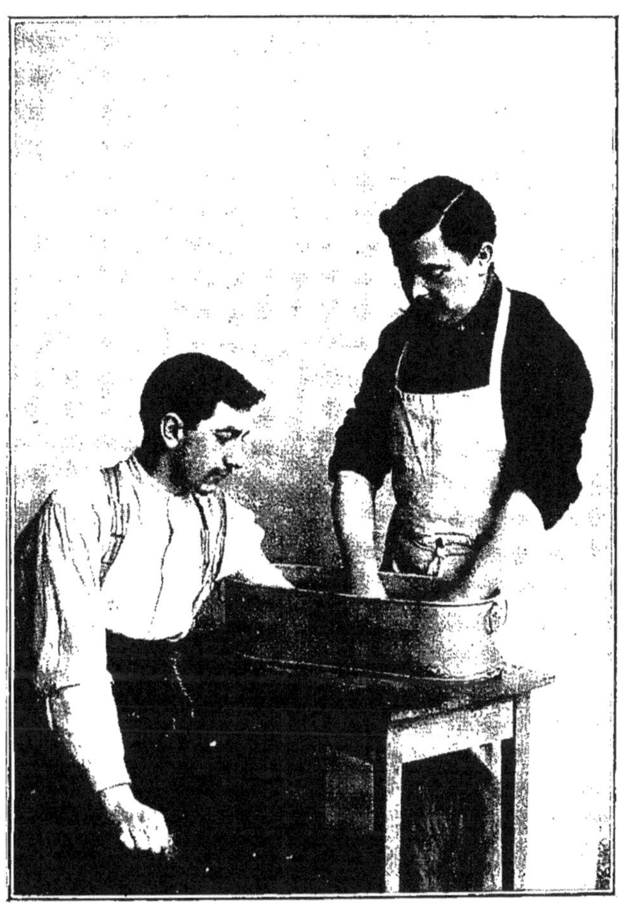

Massage sous l'eau dans un bain local (fig. 43).

rale, les bains d'eau chaude contribuent beaucoup à l'assouplissement des tissus.

2. CONTRACTURE MUSCULAIRE.

Il convient, avant de commencer le traitement d'une contracture musculaire, d'en déterminer la cause par un examen du malade et par une radiographie. La contracture peut, en effet, être due, soit à l'enclavement d'un nerf important dans du tissu fibreux ou osseux, soit à la compression intense d'un nerf par un projectile ou par une saillie osseuse. Dans ces cas, le massage, loin de diminuer la contracture, ne ferait que l'exagérer ; une intervention chirurgicale pourrait seule en amener la disparition. Le massage sera au contraire très efficace dans toutes les contractures dues à une hyperesthésie d'intensité moyenne ou à une immobilisation prolongée.

Le traitement comprendra, outre le massage, des bains d'eau chaude et des tractions continues et prolongées sur les muscles contracturés.

Les bains doivent avoir une température de 45° et se prolonger pendant trente minutes environ. Le masseur exécute, sous l'eau, des pressions régulières et profondes sur les muscles intéressés ; il pratique ensuite la mobilisation passive des articulations voisines. On évitera les mouvements actifs, qui raccourcissent les muscles; il est, au contraire, utile de les pratiquer sur les groupes antagonistes des muscles contracturés.

Nous ne ferons qu'indiquer ici (1) les tractions continues et prolongées qui constituent un procédé très efficace. Ces tractions provoquent une élon-

(1) Voir notre *Mémento de Mécanothérapie*.

gation et une fatigue des muscles contracturés qui peu à peu cèdent et se relâchent.

Tous ces procédés restent quelquefois sans effet. Il faut alors avoir recours aux appareils plâtrés ou à la ténotomie.

3. ATROPHIE MUSCULAIRE.

Les blessures de guerre laissent presque toujours derrière elles une atrophie musculaire plus ou moins considérable. Cette atrophie a des causes diverses : traumatisme direct ou plaie suppurante du muscle, lésion nerveuse ou vasculaire engendrant des troubles trophiques, une immobilisation prolongée nécessitée par une fracture ou par une affection articulaire, etc.

A mesure qu'un muscle s'atrophie, il perd sa tonicité et devient flasque ; mais bientôt il est envahi par du tissu scléreux et prend une consistance de plus en plus dure. Les atrophies musculaires très prononcées restent souvent rebelles à tout traitement.

Un muscle atrophié ne doit pas être brutalisé ; il faut user de beaucoup de prudence et de patience dans l'application du traitement, qui est souvent très long. Le massage doit être d'autant plus léger que l'atrophie est plus prononcée. Il consiste en effleurages doux, lents et réguliers qui ont pour effet d'activer la circulation intramusculaire, d'améliorer la trophicité du muscle et de le débarrasser des produits de la désassimilation. Après le massage, on pratiquera la mobilisation passive et, s'il est possible, la mobilisation active des segments articulaires qui sont le siège de l'atrophie. Cette mobilisation doit être légère et ne doit se prolonger, au début, que pendant deux ou trois minutes.

A mesure que les muscles augmenteront de volume et de force, le massage deviendra plus énergique et plus prolongé ; il comprendra des frictions, du pétrissage et plus tard des percussions. La résistance opposée au mouvement exécuté par le malade deviendra également plus accentuée.

Plus tard, on pourra avoir recours à la mécanothérapie active. L'électricité, qui est un adjuvant précieux du massage, ne sera employée — le courant faradique tout au moins — que s'il n'existe pas, en même temps, une contracture musculaire.

4. TROUBLES NERVEUX.

Les affections nerveuses sont extrêmement fréquentes dans les suites des blessures de guerre. On en observe tous les degrés et toutes les variétés : parésie légère ou paralysie complète, anesthésie et hyperesthésie peu accentuées ou névrites très violentes.

La *paralysie complète*, due à une section nerveuse, ne relève pas du massage. Même après la suture du nerf on n'obtient qu'une amélioration lente et peu marquée. L'électricité semble, dans ce cas, être plus efficace que le massage.

La *parésie* et l'*anesthésie légères* sont, au contraire, toujours améliorées par ce traitement. Les manœuvres doivent être exécutées selon le mode stimulant ; elles seront donc rapides, brusques et irrégulières. Il faut avoir souvent recours aux percussions et aux pincements fins de la peau. Le massage est suivi de mobilisation passive ; les mouvements actifs, avec ou sans résistance, seront pratiqués dès que le malade pourra s'y prêter.

L'*hyperesthésie* peut consister en une légère douleur non spontanée, provoquée par le toucher ou par le mouvement ; elle peut aussi se traduire par une douleur permanente et intolérable. La névrite intense est toujours accompagnée de troubles trophiques et circulatoires : cyanose, refroidissement des extrémités, hypertrichose. Elles provoquent constamment une contracture, ou plutôt une rétraction musculaire et tendineuse. Elles son souvent ascendantes, remontant vers la racine du membre, la blessure siégeant à son extrémité. Elles rési tent généralement à tous les procéd s physiothérapiques. Si le malade souffre trop, on doit avoir recours à une opération chirurgicale ; car cette douleur est presque toujours due à une irritation locale : compression d'un nerf important soit par un p ojectile, soit par une saillie osseuse, ou enclavement d'un nerf dans du tissu fibreux.

Les névrites légères cèdent généralement au massage et à la mécanothérapie : bains locaux d'eau chaude, air chaud sous forme de bains ou de douches. Le massage comprend des pressions progressives profondes et prolongées, localisées au niveau des points douloureux. On utilisera pour cette manœuvre les pouces ou la pulpe des autres doigts qui permettent de limiter l'action aux points voulus et de la rendre plus pénétrante.

Le massage vibratoire amène également une sédation. Les vibrations doivent être profondes et limitées aux points douloureux. Cette manœuvre peut être manuelle ou mécanique. Dans ce dernier cas, on évitera d'effleurer la peau, en déplaçant l'appareil.

On peut enfin utiliser l'élongation nerveuse, en exerçant des tractions continues sur les segments rétractés.

5. TROUBLES CIRCULATOIRES.

Les manifestations morbides d'origine circulatoire, observées le plus fréquemment chez les blessés de guerre, sont l'*œdème*, la *cyanose* et enfin un syndrome que Volkmann a décrit sous le nom de *paralysie ischémique.*

L'*œdème* est quelquefois très persistant et rebelle à tous les procédés physiothérapiques. Mais dans la plupart des cas, on obtient de bons résultats par le massage, les bains d'eau chaude, d'air chaud ou de sable chaud. Les manœuvres les plus appropriées au traitement de l'œdème sont les pressions et l'effleurage. Au début, ces manipulations doivent être légères et exécutées avec la paume de la main afin de ne pas traumatiser le tissu cellulaire sous-cutané. Plus tard on pourrait utiliser la pulpe des doigts et surtout les pouces qui permettent de déprimer plus profondément le tissu œdématié. Mais ces manœuvres ne doivent jamais être violentes ; l'effleurage surtout, qui souvent est continué pendant vingt-cinq à trente minutes, doit être superficiel. Il est bon, pendant qu'on fait l'effleurage, de surélever l'extrémité du membre. Cette précaution favorise la circulatin veineuse et la résorption de l'œdème.

Le massage sera suivi de la mobilisation des articulations voisines. On pratiquera des mouvements actifs, mais surtout des mouvements passifs répétés pendant plusieurs minutes. Le massage est plus efficace lorsqu'il est exécuté sous l'eau chaude dans laquelle on a dissous une certaine quantité de sel de cuisine.

Après les séances, on aura soin de comprimer légèrement avec une bande le membre infiltré et de le placer dans une position telle que son extrémité soit plus élevée que sa racine.

La *cyanose* sera traitée par l'air chaud, l'effleurage prolongé et la mobilisation passive et active.

La *paralysie ischémique* est occasionnée par la ligature d'une artère ou par la striction produite par un gros cal ou par un appareil plâtré. La pathogénie de cette affection n'est pas encore éclaircie. Car la ligature, même complète, d'une artère n'entraîne pas toujours la paralysie ischémique. Par contre, cette affection se manifeste parfois dans toute son intensité malgré une circulation qui paraît normale. Il est probable que l'état antérieur des artères et le développement de la circulation collatérale jouent un rôle important dans l'évolution de cette maladie.

La paralysie ischémique typique présente les symptômes suivants : pouls absent ou à peine perceptible, pression artérielle en moyenne 9-8 (17-8 du côté sain) ; œdème, refroidissement, glossy-skin ; la peau est mince, tendue, cyanosée ou d'aspect rouge clair. Ces derniers symptômes sont surtout marqués à l'extrémité du membre malade. La plupart des cas de paralysie ischémique que nous avons observés ont eu pour siège le membre supérieur. La main présente alors un aspect caractéristique : les segments articulaires sont fixés en extension — à moins qu'il existe, chose fréquente, une irritation nerveuse concomitante qui se manifeste par une griffe du cubital ou du médian ; — les saillies musculaires sont effacées, la main est aplatie comme une planche, on a l'impression d'une main en bois. L'impotence fonctionnelle est très prononcée, bien qu'il existe toujours une ébauche de mouvement. Cette impotence n'est pas due à une lésion nerveuse proprement dite, car les troubles moteurs et sensitifs ont une distribution segmentaire et ne répondent pas à la topographie de tel ou tel nerf. D'ailleurs, ces troubles vont en diminuant de la périphérie vers le centre. L'impotence doit, bien probablement, être due à l'infiltration fibreuse, progressive de tous les tissus : peau, muscles, tendons, aponévrose, etc., produisant une consistance ligneuse et rendant tout mouvement impossible.

Comme troubles sensitifs, on observe une hyperesthésie très violente, au début tout au moins, et localisée surtout dans les masses musculaires ; le malade a une sensation de brûlure, de déchirure. La pression, le mouvement et surtout le froid rendent cette douleur plus intense. La chaleur, au contraire, calme la douleur. L'hyperesthésie s'atténue à la longue et fait place à l'anesthésie.

Les réactions électriques sont les suivantes : hypoexcitabilité très prononcée, faradique et galvanique ; réaction de dégénérescence classique avec secousses très lentes. Mais ces phénomènes varient souvent avec les sujets.

Le traitement de la paralysie ischémique est très long et très délicat. La thermothérapie en constitue l'élément essentiel : bain d'eau chaude, d'air chaud, enveloppement permanent avec de la flanelle. L'eau chaude semble être plus efficace que l'air chaud ; elle humecte les tissus et les assouplit, tandis que l'air chaud, très utile par son action thermique spéciale, a l'inconvénient de les dessécher. Le massage pratiqué sous l'eau consiste en pression, friction et effleurage (fig. 43). Ces manœuvres doivent être légères ainsi que la mobilisation, qui, bien entendu, ne peut être que passive. L'électricité, notamment les bains galvaniques, constitue un adjuvant utile.

6. IMPOTENCES ARTICULAIRES.

Les impotences articulaires s'observent avec une extrême fréquence dans les suites des blessures de guerre. Les causes en sont nombreuses et variables. Toutes les affections citées dans les précédents paragraphes : cicatrices adhérentes, contracture ou atrophie musculaires, paralysie, hyperesthésie et même œdème, peuvent occasionner une gêne dans les mouvements des articulations voisines. L'immobilisation prolongée entraîne toujours une raideur articulaire plus ou moins prononcée ; cette raideur est due soit à une production fibreuse périarticulaire ou intramusculaire, soit à une altération des cartilages, soit à un défaut de sécrétion de la synovie. Les fracture des épiphyses, avec production de gros cal, constituent un obstacle mécanique au mouvement. Quant aux arthrites suppurées, elles se terminent généralement par une ankylose complète, ou tout au moins par une limitation très prononcée des mouvements articulaires.

La thérapeutique d'une impotence articulaire varie avec la cause de cette impotence. Pour éviter un traitement inopportun, il est indispensable de commencer par un examen radiologique. Si l'on constate la présence d'un obstacle au mouvement : projectile, éperon osseux, cal volumineux, etc., on évitera la mobilisation violente qui serait dangereuse ; une intervention chirurgicale, en supprimant le butoir, pourrait seule restituer les mouvements à l'articulation malade. Les synostoses relèvent également de la chirurgie plutôt que du massage. Si toutefois une intervention chirurgicale n'est pas jugée utile, on pourra appliquer le massage sur les articulations et les muscles voisins, afin de favoriser le développement de suppléances qui compenseront l'incapacité de l'articulation lésée. A l'impotence articulaire ayant pour cause une cicatrice adhérente, une contracture ou une atrophie musculaires, une parésie ou un œdème, on appliquera le traitement approprié indiqué précédemment.

Si l'impotence est due à une immobilisation prolongée, elle sera combattue efficacement par la kinésithérapie ; on pratiquera le massage sous l'eau chaude de l'articulation malade et aussi des muscles voisins qui présentent toujours un certain degré d'atrophie et d'infiltration fibreuse. Autour de l'articulation, on exécutera des frictions et de l'effleurage ; sur les muscles, on pratiquera les mêmes manœuvres en y ajoutant du pétrissage. Selon que ces muscles seront contracturés ou non, le massage sera sédatif ou stimulant.

Après le massage, on fera la mobilisation de l'articulation malade. Cette mobilisation doit être lente et progressive. Si elle n'est pas trop douloureuse pour le malade, on pourra déployer une certaine énergie pour vaincre la résistance rencontrée. Quand on atteint la limite du mouvement que l'articulation est susceptible d'exécuter, il faut s'y maintenir pendant quelques instants et même imprimer de légères secousses au segment mobilisé. Les premiers jours on ne pratiquera que la mobilisation passive ; dès que l'articulation aura acquis une certaine mobilité, on essayera des mouvements actifs, auxquels on opposera une résistance convenable. Si les mouvements ne font pas trop souffrir le malade, on pourra joindre la mécanothérapie au massage. On pratiquera d'abord des tractions continues dans le sens où les mouvements sont limités ; puis on passera peu à peu à la mobilisation active avec résistance.

Les procédés que nous venons d'indiquer restent quelquefois sans résultat ; on a recours alors à la mobilisation sous chloroforme. Cette mobilisation peut être légère et progressive ; dans ce cas, elle exige plusieurs séances. Elle peut aussi être violente et effectuée en une seule séance ; dans ce cas, l'articulation devra être comprimée avec une bande, immédiatement après l'opération. S'il existe une rétraction tendineuse concomitante, il y a quelquefois intérêt à pratiquer la ténotomie.

***

Les suites des blessures de guerre dont nous venons de parler sont dues, pour la plupart, à l'immobilisation excessive. On peut les éviter, tout au moins les atténuer, en mobilisant, d'une façon précoce, les articulations adjacentes à la blessure. Quel que soit le cas, il est toujours possible d'exécuter deux ou trois mouvements, une ou deux fois par jour. Cette simple précaution suffit souvent pour prévenir une atrophie musculaire ou une ankylose parfois irrémédiable.

TABLE DES MATIÈRES

Corbeil. — Imp. Crété

OUVRAGES EN VENTE A LA MÊME LIBRAIRIE

www.ingramcontent.com/pod-product-compliance
Lightning Source LLC
LaVergne TN
LVHW012351220826
846092LV00002B/513

* 9 7 8 2 0 1 9 6 4 5 3 1 1 *